Petra Sauer
Moderne Homöopathie
Arzneimittelbeziehungen
komplett

Petra Sauer
ist nach einem Studium der Medizin und der klassischen Homöopathie und nach Weiterbildungen in Psychotherapie und Naturheilverfahren in Hanau als Heilpraktikerin für klassische Homöopathie mit eigener Praxis für natürliche Medizin tätig. Zuvor war sie 3 Jahre als Schulleiterin einer Heilpraktikerschule und einer Schule für klassische Homöopathie tätig. 1999 gründete sie in Frankfurt am Main den ersten Homöopathischen Stammtisch Deutschlands.

Petra Sauer
Akazienweg 19a
63486 Bruchköbel
Telefon 0 61 81 - 4 82 44
e-mail: petrasauer@arcor.de
Homepage: http://home.arcor.de/feuerfrost

Petra Sauer

Moderne Homöopathie

Arzneimittelbeziehungen
komplett

Ein Nachschlagewerk für die
homöopathische Praxis

Pflaum

Die Deutsche Bibliothek – CIP-Einheitsaufnahme
Ein Titeldatensatz für diese Publikation ist bei Der Deutschen Bibliothek erhältlich.

ISBN 3-7905-0846-2
Copyright 2001 by Richard Pflaum Verlag GmbH & Co. KG München • Bad Kissingen • Berlin • Düsseldorf • Heidelberg.
Alle Rechte, insbesondere die der Übersetzung, des Nachdrucks, der Entnahme von Abbildungen, der Funksendung, der Wiedergabe auf fotomechanischem oder ähnlichem Wege und der Speicherung in Datenverarbeitungsanlagen, bleiben, auch bei nur auszugsweiser Verwertung, vorbehalten.
Die Wiedergabe von Gebrauchsnamen, Handelsnamen, Warenbezeichnungen usw. in diesem Werk berechtigt auch ohne besondere Kennzeichnung nicht zu der Annahme, dass solche Namen im Sinne der Warenzeichen- und Markenschutzgesetzgebung als frei zu betrachten wären und daher von jedermann benutzt werden dürften. Wir übernehmen auch keine Gewähr, dass die in diesem Buch enthaltenen Angaben frei von Patentrechten sind; durch diese Veröffentlichung wird weder stillschweigend noch sonstwie eine Lizenz auf etwa bestehende Patente gewährt.

Gesamtherstellung: Druckerei Sommer, Feuchtwangen

Informationen über unser aktuelles Buchprogramm finden Sie im Internet unter: http://www.pflaum.de

Inhalt

Vorwort 6

Zeichenerklärung 7

Alphabetisches Arzneimittelverzeichnis 9

Tabellarische Darstellung der Arzneimittelbeziehungen 19

Schmerzverlauf 146

Zuordnung der Arzneimittel zu den Miasmen 150

Literatur 157

Vorwort

Samuel Hahnemann, der Begründer der klassischen Homöopathie, wies bereits darauf hin, daß die homöopathischen Arzneimittel untereinander in vielfältigen Beziehungen stehen. Sie können sich gegenseitig ergänzen, schädigen oder sogar zerstören. Im Laufe der 200jährigen Entwicklung der homöopathischen Medizin wurde dies immer deutlicher.

Heute ist es meist nicht mehr möglich, einen Patienten mit der Verabreichung eines einzigen Arzneimittel zu heilen, aufgrund verschiedener Umstände ist es notwendig, mehrere Arzneimittel hintereinander zu geben. Um hier Fehler zu vermeiden und den optimalen Behandlungserfolg zu erzielen, muß der Therapeut die Beziehungen zwischen den Arzneimitteln genauestens kennen.

Während meiner Studienzeit und in meiner Praxis habe ich lange ohne Erfolg nach einem solch handlichen Nachschlagewerk gesucht. Es gibt ein paar Bücher über Arzneimittelbeziehungen, aber ich habe keines gefunden, das wirklich alle wichtigen Beziehungen und Hinweise in klarer und übersichtlicher Form enthält. Aus diesem Grund entstand das vorliegende Buch, und ich hoffe, daß es die Lücke schließt und Ihnen genauso viel Freude bereitet wie mir.

Petra Sauer, Bruchköbel im Januar 2001

„Homöopathie ist die modernste und durchdachteste Methode, um Kranke ökonomisch und gewaltlos zu behandeln. Genauso wie mein Prinzip der Gewaltlosigkeit niemals scheitern wird, enttäuscht auch die Homöopathie nie. Aber die Anhänger der Homöopathie können infolge falscher Anwendung der homöopathischen Prinzipien versagen."

Mahatma Gandi, August 1936

Zeichenerklärung

Komplementär
Arzneimittel, die in vielen Krankheitsfällen die Behandlung zum Abschluß bringen. Sie führen die Heilung des vorherigen Mittels fort, wenn dieses auf Grund seiner begrenzten Wirkungsaktion nicht wirklich heilen konnte.

Folgen gut
Arzneimittel, die auf das gegebene Arzneimittel gut folgen können und die Heilung fortführen.

Ähnlich
Arzneimittel, deren Wirkungskreis parallel verläuft und die als mögliche Alternativen angesehen werden können. Man kann über diesen Hinweis ein Mittel finden, an das man ansonsten nie gedacht hätte.

Akut/Chronisch
Arzneimittel, die eine enge Verbindung zueinander haben. Dem akuten Arzneimittel folgt oft eines der chronischen Arzneimittel, um die Heilung zu vollenden und den Gesundheitszustand zu stabilisieren. Ebenso folgen auch bei chronischen Erkrankungen diese Arzneimittel oft hintereinander. Die Sternchen kennzeichnen zusammengehörige Mittel.

Zyklus
Zyklen sind in der Praxis häufig beobachtete Abfolgen von mehreren Arzneimitteln bei der Heilung eines Falles.

Miasma
Die Beziehung eines Mittels zu dem (den) Miasma (Miasmen) Psora, Sykose, Syphilis und Tuberkulose. Krebs wurde als Erweiterung hinzugenommen.

Unverträglich

Arzneimittel, welche dem vorher gegebenen Mittel nicht gut folgen oder vorangehen, da eine Dysharmonie zwischen solchen Arzneimitteln besteht. Es ist ratsam, erst einmal ein Zwischenmittel zu geben, damit das unverträgliche Arzneimittel danach erfolgreich gegeben werden kann. Manche Arzneimittel stehen eventuell auch in anderen Rubriken und können dann – im Einzelfall – auch ohne Probleme und mit gutem Erfolg hintereinander gegeben werden.

Antidote / Es antidotiert

Arzneimittel, die die Wirkung des nachfolgenden/vorhergehenden Mittels zum Teil oder ganz aufheben. Das Arzneimittel wird nach den Symptomen, welche antidotiert werden sollen, ausgewählt.

Sonstiges

§ 251 Doppelgabe – Organon der Heilkunst von Samuel Hahnemann.
§§ wichtige Informationen wie Abort in der Schwangerschaft, extreme Verschlimmerungen etc.
Ergänzende Hinweise auf Zwischenmittel, Psyche, besondere Wirkungsweise, Einnahmezeit etc.

Farben

Pflanzen	grün
Tiere	blau
Mineralien, chemische Elemente, Säuren	grau
Nosoden	**schwarz**
Akut	rot
Chronisch	rosa

Die Arzneimittel wurden mit keiner Wertigkeit versehen, da die Angaben in den verschiedenen Quellen sehr unterschiedlich sind.

Alphabetisches Arzneimittelverzeichnis

Abrotanum	(abrot.)	Eberraute
Absinthium	(absin.)	Wermuth, Wurmkraut
Aceticum acidum	(acet-ac.)	Essigsäure
Aconitum napellus	(acon.)	Blauer Eisenhut, Sturmhut
Aesculus hippocastanum	(aesc.)	Weiße Roßkastanie
Aether	(aether)	Etherum
Aethusa cynapium	(aeth.)	Hundspetersilie
Agaricus muscarius	(agar.)	Fliegenpilz
Agnus castus	(agn.)	Mönchspfeffer
Ailanthus glandulosa	(ail.)	Götterbaum
Allium cepa	(all-c.)	Küchenzwiebel
Allium sativum	(all-s.)	Knoblauch
Aloe socotrina	(aloe)	Aloe
Alumen	(alumn.)	Alaun, Aluminiumkaliumsulfat
Alumina	(alum.)	Tonerde
Ambra grisea	(ambr.)	Ambergris, Walfischdreck
Ammoniacum gummi	(ammc.)	Gummiharz
Ammonium aceticum	(am-act.)	Ammoniumacetat
Ammonium bromatum	(am-br.)	Ammoniumbromid
Ammonium carbonicum	(am-c.)	Hirschhornsalz
Ammonicum causticum	(am-caust.)	Salmiakgeist
Ammonium muriaticum	(am-m.)	Ammoniumchlorid
Amygdalae amara	(amyg.)	Bittermandel
Amylenum nitrosum	(aml-n.)	Salpetrigsäureamylester
Anarcadium occidentale	(anac-oc.)	Cashewnuß
Anarcadium orientale	(anac.)	Malakkanuß
Anagallis arvensis	(anag.)	Gauchheil
Anantherum muricatum	(anan.)	Vetiverwurzel, Cuscus-Gras
Angophora lanceolata	(ango.)	Red Gum (Baum)
Angustura vera	(ang.)	Rinde von Galipea cusparia
Anthemis nobilis	(anth.)	Römische Kamille
Anthracinum	**(anthraci.)**	**Milzbrandnosode**
Antimonium crudum	(ant-c.)	Schwefel-Spießglanz
Antimonium tartaricum	(ant-t.)	Brechweinstein
Antypyrinum	(antip.)	Phenazon
Apis mellifica	(apis)	Honigbiene
Aralia racemosa	(aral.)	Amerik. Narde
Aranea diadema	(aran.)	Kreuzspinne
Argentum metallicum	(arg-met.)	Silber
Argentum nitricum	(arg-n.)	Silbernitrat, Höllenstein
Arnica montana	(arn.)	Bergwohlverleih
Arsenicum album	(ars.)	Weißes Arsenik
Arsenicum hydrogenisatum	(ars-h.)	Arsenwasserstoff
Arsenicum iodatum	(ars-i.)	Arsentrijodid
Arsenicum metallicum	(ars-met.)	Scherbenkobalt, Arsen
Artemsia vulgaris	(art-v.)	Gemeiner Beifuß

Arum draconitum	(arum-d.)	Drachenwurzel
Arum maculatum	(arum-m.)	Gefleckter Aron, dt. Ingwer
Arum triphyllum	(arum-t.)	Zehrwurzel
Asa foetida	(asaf.)	Stinkasant, Teufelsdreck
Asarum europaeum	(asar.)	Haselwurz
Asclepias tuberosa	(asc-t.)	Knollige Seidenpflanze
Asimina triloba	(asim.)	Papau, Flaschenbaum
Aspargus officinalis	(aspar.)	Spargel
Astacus fluviatilis	(astac.)	Flußkrebs
Asterias rubens	(aster.)	Roter Seestern
Atropinum	(atro.)	Atropin (Alkaloid von Bell.)
Aurum iodatum	(aur-i.)	Golddiodid
Aurum metallicum	(aur.)	Blattgold
Aurum muriaticum	(aur-m.)	Goldchlorid
Aurum muriaticum natronatum	(aur-m-n.)	Natriumchloraurat
Avena sativa	(aven.)	Hafer

Bacillinum Burnett (bac.) **Mazeration a. e. typ. tuberkulösen Lunge**

Badiaga	(bad.)	Süßwasserschwamm
Baptisia tinctoria	(bapt.)	Wilder Indigo
Baryta carbonica	(bar-c.)	Schwererde
Baryta muriatica	(bar-m.)	Bariumchlorid
Belladonna	(bell.)	Tollkirche, Wutbeere
Bellis perennis	(bell-p.)	Gänseblümchen
Benzinum dinitricum	(ben-d-n.)	Dinitrobenzol
Benzoicum acidum	(benz-ac.)	Benzoesäure
Berberis vulgaris	(berb.)	Sauerdorn
Bismuthum subnitricum	(bism.)	Basisches Wismutnitrat
Blatta orientalis	(blatta.)	Küchenschabe, Kakerlake
Borax veneta	(bor.)	Natriumtetraborat
Bovista lycoperdon	(bov.)	Staubschwamm
Bromium	(brom.)	Brom
Brucea antidysenterica	(bruc.)	Braune Brucea
Bryonia alba	(bry.)	Teufelsrübe, Gichtrübe
Bufo rana	(bufo)	Kröte
Cactus grandiflorus	(cact.)	Königin der Nacht
Cadmium metallicum	(cadm-met.)	Cadmium
Cadmium sulphuratum	(cadm-s.)	Cadmiumsulfid
Cahinca	(cahin.)	Schneebeere
Caladium seguinum	(calad.)	Schweigrohr, giftiger Aron
Calcarea acetica	(calc-acet.)	Essigsaurer Kalk
Calcarea arsenicosa	(calc-ar.)	Kalziumarsenit
Calcarea carbonica	(calc.)	Austernschalenkalk
Calcarea fluorata	(calc-f.)	Kalziumfluorid, Flußspat
Calcarea phosphorica	(calc-p.)	Kalziumhydrogenphosphat
Calcarea sulphurica	(calc-s.)	Gefälltes Kalziumsulfat
Calendula officinalis	(calen.)	Ringelblume

Calotropis gigantea	(calo.)	Mudarstrauch
Camphora	(camph.)	Kampfer
Cannabis indica	(cann-i.)	Haschisch
Cannabis sativa	(cann-s.)	Hanf
Cantharis vesicatoria	(canth.)	Span. Fliege
Capsicum annuum	(caps.)	Cayennepfeffer, Paprika
Carbo animalis	(carb-an.)	Tierkohle
Carbo vegetabilis	(carb-v.)	Holzkohle
Carbolicum acidum	(carb-ac.)	Karbolsäure, Phenol
Carcinosinum	**(carc.)**	**Krebs-Nosode**
Castor equi	(castor-eq.)	Rudimentärer Daumennagel d. Pferdes
Castoreum canadense	(castm.)	Bibergeil (Sekret a. d. Bauchdrüsen)
Caulophyllum thalictroides	(caul.)	Frauenwurzel
Causticum Hahnemanni	(caust.)	Ätzstoff
Ceanothus americanus	(cean.)	Säckelblume, Jersey-Tee
Cedron	(cedr.)	Klapperschlangenbohne
Cenchris contortrix	(cench.)	Mokassinschlange, Grubenotter
Chamomilla	(cham.)	Echte Kamille, Mutterkraut
Chelidonium majus	(chel.)	Schöllkraut
Chimaphila umbellata	(chim.)	Winterlieb
China officinalis	(chin.)	Chinarindenbaum
Chinin	(chinin-pur.)	Chinin
Chininum arsenicosum	(chinin-ar.)	Chininarsenit
Chininum muriaticum	(chinin-m.)	Chininhydrochlorid
Chininum sulphuricum	(chinin-s.)	Neutrales Chininsulfat
Chloralum hydratum	(chlol.)	Chloralhydrat
Chloroformum	(chlf.)	Chloroform
Chlorum	(chlor.)	Chlor
Chromicum acidum	(chr-ac.)	Chromsäureanhydrid
Cicuta virosa	(cic.)	Wasserschierling
Cimicifuga racemosa	(cimic.)	Wanzenkraut
Cina maritima	(cina)	Wurmsamen, Zitwerblüten
Cinnabaris	(cinnb.)	Zinnober
Cinnamomum ceylanicum	(cinnm.)	Ceylon-Zimt
Cistus canadensis	(cist.)	Sonnenröschen
Citrus limonum	(cit-l.)	Zitronensaft
Clematis erecta	(clem.)	Steife Waldrebe
Cobaltum metallicum	(cob.)	Kobalt
Coca	(coca)	Blätter des Kokastrauches
Cocculus indicus	(cocc.)	Kockelsamen
Coccus cacti	(coc-c.)	Conchenillen-Laus
Cochlearia armoracia	(coch.)	Meerrettich
Coffea cruda	(coff.)	Ungeröstete Kaffeebohnen
Coffea tosta	(coff-t.)	Gerösteter Kaffee
Colchicum autumnale	(colch.)	Herbstzeitlose
Collinsonia canadensis	(coll.)	Grießwurzel
Colocynthis	(coloc.)	Koloquinte

Comocladia dentata	(com.)	Guao-Baum
Conium maculatum	(con.)	Gefleckter Schierling
Convalaria majalis	(conv.)	Maiglöckchen
Copaiva officinalis	(cop.)	Kopai-Baum
Corallium rubrum	**(cor-r.)**	**Edelkoralle**
Crocus sativus	(croc.)	Safran
Crotalus cascavella	(crot-c.)	Scheuer-Klapperschlange
Crotalus horridus	(crot-h.)	Wald-Klapperschlange
Croton tiglium	(crot-t.)	Purgierkörner
Cubeba officinalis	(cub.)	Kubebenpfeffer
Cundurango	(cund.)	Geierpflanze
Cuprum aceticum	(cupr-act.)	Kupferazetat
Cuprum metallicum	(cupr.)	Kupfer
Cuprum sulfuricum	(cupr-s.)	Kupfersulfat
Curare woorari	(cur.)	Pfeilgift (a. Strychnosarten)
Cyclamen europaeum	(cycl.)	Alpenveilchen
Daphne indica	(daph.)	Seidelbast (Tinktur der Rinde)
Digitalis purpura	(dig.)	Roter Fingerhut
Dioscores villosa	(dios.)	Zottige Yamswurzel
Dolchicos pruriens	(dol.)	Juckbohne
Doryphora decemlineata	**(dor.)**	**Kartoffelkäfer**
Drosera rotundifolia	(dros.)	Rundblättriger Sonnentau
Dubiosinum	(dubo.)	Korkholzbaum
Dulcamara	(dulc.)	Bittersüß
Elaeis guineensis	(elae.)	Aouara, afrikan. Ölpalme
Elaps corallinus	**(elaps)**	**Korallenotter**
Electricitas	(elec.)	Elektrizität
Equisetum hyemale	(equis.)	Winterschachtelhalm
Ergotinum	(ergot.)	Ergotin
Erythrinus	**(eryth.)**	**Rote Meeresche (Fisch)**
Eserinum	(esin.)	Eserin (Alkaloid v. Calabarbohne)
Eucalyptus globulus	(eucal.)	Fieberbaum
Eugenia jambos	(eug.)	Kirschmyrte
Eupatorium perfoliatum	(eup-per.)	Wasserhanf
Euphorbia lathyris	(euph-l.)	Kreuzblättrige Wolfsmilch
Euphorbium officinarum	(euph.)	Euphorbiumharz
Euphrasia officinalis	(euphr.)	Augentrost
Eupionum	(eupi.)	Holzteerdestillat
Fagopyrum esculentum	(fago.)	Buchweizen
Ferrum iodatum	(ferr-i.)	Eisenjodid
Ferrum metallicum	(ferr.)	Eisen
Ferrum muriaticum	(ferr-m.)	Eisendichlorid
Ferrum phosphoricum	(ferr-p.)	Phosphorsaures Eisen
Ferrum picricum	(ferr-pic.)	Pikinsaures Eisen
Fluoricum acidum	(fl-ac.)	Fluorwasserstoffsäure
Fragaria vesca	**(frag.)**	**Walderdbeere**

Gallicum acidum	(gal-ac.)	Gallensäure
Galvanismus	(galv.)	Zinkpol, Silberpol u. Kupferpol d. Batterie
Gambogia	(gamb.)	Gummiharz
Gelsemium	(gels.)	Gelber Jasmin, Giftjasmin
Ginseng quinquefolium	(gins.)	Kraftwurzel
Glonium	(glon.)	Nitroglyzerin
Gossypium herbaceum	(goss.)	Baumwolle
Graphites	(graph.)	Reißblei
Gratiola officinalis	(grat.)	Gottesgnadenkraut
Grindelia rubusta	(grin.)	Grindeliakraut
Guaco	(gua.)	Guako
Guajacum officinale	(guaj.)	Pockholz, Heiligenholz
Haematoxylon campechianum	(haem.)	Blauholz, Blutholzbaum
Hamamelis virginica	(ham.)	Hexenhasel, virgin. Zaubernuß
Hedeoma pulegioides	(hedeo.)	Frauenminze, Flohkraut
Helleborus niger	(hell.)	Christrose
Helleborus orientalis	(hell-o.)	Nieswurzart
Helonias dioica	(helon.)	Falsches Einkorn
Hepar sulphuris calcareum	(hep.)	Kalk-Schwefelleber
Hippomanes	(hipp.)	Allantoishaut d. Pferdeembryo
Hura brasiliensis	(hura)	Sandbüchsenbaum (Saft)
Hura crepitans	(hura-c.)	Sandbüchsenbaum (Samen)
Hydrastis canadensis	(hydr.)	Blutwurzel
Hydrocyanicum acidum	(hydr-ac.)	Blausäure
Hyoscyamus niger	(hyos.)	Bilsenkraut
Hypericum perforatum	(hyper.)	Johanniskraut
Ignatia amara	(ign.)	Ignatiusbohne
Indigo tinctoria	(indg.)	Der Farbstoff Indigo
Iodium purum	(iod.)	Jod
Iodoformium	(iodof.)	Trijodmethan
Ipecacuanha	(ip.)	Brechwurzel
Iris versicolor	(iris)	Buntfarbige Schwertlilie
Jaborandi	(jab.)	Jaborandistrauch
Jacaranda gualandaie	(jac.)	Bignonia caroba (Blätter)
Jalapa	(jal.)	Jalapawurzel
Juglans cinerea	(jug-c.)	Butternuß
Juglans regia	(jug-r.)	Walnuß
Kalium arsenicum	(kali-ar.)	Kaliumarsenit
Kalium bichromicum	(kali-bi.)	Kaliumbichromat
Kalium bromatum	(kali-br.)	Kaliumbromid
Kalium carbonicum	(kali-c.)	Kaliumkarbonat
Kalium chloricum	(kali-chl.)	Kaliumchlorat
Kalium hypophosphoricum	(kali-hp.)	Kaliumhypophosphit
Kalium iodatum	(kali-i.)	Kaliumjodid

Kalium muriaticum	(kali-m.)	Kaliumchlorid
Kalium nitricum	(kali-n.)	Kaliumnitrat
Kalium permanganicum	(kali-perm.)	Kaliumpermnanganat
Kalium phosphoricum	(kali-p.)	Kaliumphosphat
Kalium sulfuricum	(kali-s.)	Kaliumsulfat
Kalmia latifolia	(kalm.)	Breitblättriger Berglorbeer
Kreosotum	(kreos.)	Buchenholzkohlenteer
Lac caninum	(lac-c.)	Hundemilch
Lac vaccinum defloratum	(lac-d.)	Kuhmilch
Lacerta agilis	(lacer.)	Zauneidechse
Lachesis muta	(lach.)	Buschmeisterschlange
Lacticum acidum	(lac-ac.)	Milchsäure
Lactis vaccini-flos	(lac-v-f.)	Sahne, Rahm
Lactuca virosa	(lact-v.)	Giftlattich
Lappa arcticum	(lappa)	Klette
Latrodectus mactans	(lat-m.)	Schwarze Witwe (Spinne)
Laurocerasus	(laur.)	Kirschlorbeer
Ledum palustre	(led.)	Wilder Rosmarin
Lemna minor	(lem-n.)	Kleine Wasserlinse
Leonurus cardiaca	(leon.)	Echter Löwenschwanz
Leptandra virginica	(lept.)	Virginischer Ehrenpreis
Lilium tigrinum	(lil-t.)	Tigerlilie
Linum catharticum	(linu-c.)	Purgierflachs
Linum usitatissimum	(linu-u.)	Echter Lein, Flachs
Lobelia inflata	(lob.)	Indianischer Tabak
Lobelia syphilitica	(lib-s.)	Blaue Kardinalsblume
Luesinum	=	**Syphilinum**
Lupulus humulus	(lup.)	Hopfen
Lycopersicum esculentum	(lycpr.)	Tomate
Lycopodium clavatum	(lyc.)	Bärlappsporen
Lycopos virginicus	(lycps.)	Virgin. Wolfstrapp
Lyssinum	(lyss.)	**Tollwutnosode (Speichel e. tollwütigen Hundes)**
Macrotinum	(macro.)	Macrotyn (Harz)
Magnesium carbonicum	(mag-c.)	Bitterspat, Magnesit
Magnesium muriaticum	(mag-m.)	Salzsäure, Bittererde
Magnesium phosphoricum	(mag-p.)	Magnesiumphosphat
Magnetis polus ambo	(m-ambo.)	e. Magnetfeld ausgesetzt
Magnetis polus arcticus	(m-arct.)	Nordpol des Magneten
Magnetis polus australis	(m-aust.)	Südpol des Magneten
Malandrinum	**(maland.)**	**Nosode der Pferdemauke**
Malaria I, II, III	**(malaria I,II,II)**	**Malaria-Nosode**
Malaria officinalis	(malar.)	Pflanzenmaterial a. d. Sumpf
Mancinella	(manc.)	Manchinellenbaum
Mandragora officinarum	(mand.)	Alraune
Manganum aceticum aut carbonicum	(mang.)	Braunstein, Manganacetat

MDMA	(Extacy)	Synthetische Modedroge
Medorrhinum	**(med.)**	**Tripper-Nosode**
Menispermum canadense	(menis.)	Kanad. Mondkorn (Wurzel)
Menyanthes trifoliata	(meny.)	Bitterklee
Mephitis putorius	(meph.)	Stinktier (Drüsen)
Mercurialis perennis	(merl.)	Bingelkraut
Mercurius solubilis aut vivus	(merc.)	Quecksilber
Mercurius corrovivus	(merc-c.)	Quecksilbersublimat
Mercurius cyanatus	(merc-cy.)	Quecksilbercyanid
Mercurius dulcis	(merc-d.)	Calomel, Quecksilberchlorür
Mercurius iodatus flavus	(merc-i-f.)	Quecksilberjodur
Mercurius iodatus ruber	(merc-i-r.)	Hydrargyrumbijodatum rubrum
Mercurius sulfuricus	(merc-sul.)	Hydrargyrum sulfuricum
Mezereum	(mez.)	Seidelblast
Millefolium	(mill.)	Schafgarbe
Morbillinum	**(morbill.)**	**Nosode der Masern**
Morphium aceticum aut muriaticum	(morph.)	Opiumalkaloid
Morphium sulfuricum	(morph-s.)	Morphiumsulfat
Moschus	(mosch.)	Bisam (Sekret d. Moschusbocks)
Muriaticum acidum	(mur-ac.)	Salzsäure
Muscarinum	(musc.)	Alkaloid (u.a. im Fliegenpilz)
Myrica cerifera	(myric.)	Wachsmyrte
Myrtus communis	(myrt-c.)	Echte Myrte
Naja tripudians	(naja)	Kobra, Brillenschlange
Natrium arsenicum	(nat-ar.)	Natriumarsenit
Natrium carbonicum	(nat-c.)	Natriumcarbonat
Natrium hypochlorosum	(nat-hchls.)	Bleichlauge
Natrium muriaticum	(nat-m.)	Natriumchlorid, Kochsalz
Natrium nitricum	(nat-n.)	Natriumnitrat
Natrium nitrosum	(nat-ns.)	Salpetrigsaures Natrium
Natrium phosphoricum	(nat-p.)	Natriummonohydrogenphosphat
Natrium sulphuricum	(nat-s.)	Natriumsulfat, Glaubersalz
Nitri spiritus dulcis	(nit-s.d.)	Salpetergeist
Nitricum acidum	(nit-ac.)	Salpetersäure
Nitrogenium oxygentum	(nitro-o.)	Lachgas, Stickstoffmonoxid
Nux moschata	(nux-m.)	Muskatnuß
Nux vomica	(nux-v.)	Brechnuß
Oleander	(olnd.)	Lorbeerrose
Oleum animale aethereum Dippeli	(ol-an.)	Stinkendes Tieröl
Oleum jecoris aselli	(ol-j.)	Dorschlebertran
Opium	(op.)	Schlafmohn
Osmium metallicum	(osm.)	Das Element Osmin
Osrya virginica	(ost.)	Hopfen-Hainbuche
Oxalicum acidum	(ox-ac.)	Oxalsäure
Oxygenium	(oxyg.)	Sauerstoff

Paeonia officinalis	(paeon.)	Pfingstrose
Palladium metallicum	(pall.)	Palladium
Pareira brava	(pareir.)	Grießwurz
Paris quadirfolia	(par.)	Einbeere
Parthenium hysterophorus	(parth.)	Bitterer Besenginster
Passiflora incarnata	(passi.)	Passionsblume
Pediculus capitis	**(ped.)**	**Kopflaus**
Petroleum	(petr.)	Steinöl, Bergöl
Petroselinum sativum	(petros.)	Krause Blattpetersilie
Phellandrium aquaticum	(phel.)	Wasserfenchel
Phosphoricum acidum	(ph-ac.)	Phosphorsäure
Phosphorus	(phos.)	Gelber Phosphor
Physostigma venenosum	(phys.)	Kalabar-Bohne
Phytolacca decandra	(phyt.)	Kermesbeere
Picricum acidum	(pic-ac.)	Pikrinsäure
Pilocarpinum	(piloc.)	Pilocarpin
Piper methysticum	(pip-m.)	Kava-Kava, Rauschpfeffer
Piper nigrum	(pip-n.)	Schwarzer Pfeffer
Plantago major	(plan.)	Breitwegerich
Platinum metallicum	(plat.)	Platin
Plumbum aceticum	(plb-act.)	Bleizucker
Plumbum metallicum	(plb.)	Blei
Podophyllum peltatum	(podo)	Maiapfel
Populus candicans	(pop-c.)	Balsampappel
Primula obconica	(prim-o.)	Becherprimel
Propolis	**(propl.)**	**Substanz d. Pollenverdauung d. Biene**
Psorinum	**(psor.)**	**Flüssigkeit a.d. Krätzebläschen**
Pulsatilla pratensis	(puls.)	Kuhschelle, Küchenschelle
Pulsatilla nuttaliana	(puls-n.)	Wiesenküchenschelle
Pyrogenium	(pyrog.)	Pyrexin, Sepsin
Pyrus amercanus	(pyrus)	Amerik. Eberesche
Radium bromatum	(rad-br.)	Radiumbromid
Ranunculus bulbosus	(ran-b.)	Knollenhahnenfuß
Ranunculus glacialis	(ran-g.)	Gletscherröschen
Ranunculus sceleratus	(ran-s.)	Gifthahnenfuß
Raphanus sativus	(raph.)	Schwarzer Rettich
Ratanhia peruvania	(rat.)	Krameria triandra (Strauch)
Rheum palmatum	(rheum)	Chin. Rhabarber
Rhododendron chrysanthum	(rhod.)	Gichtrose
Rhus toxicodendron	(rhus-t.)	Giftsumach
Rhus venenata	(rhus-v.)	Firnissumach
Rumex crispus	(rumx.)	Krauser Ampfer
Ruta graveolens	(ruta)	Gartenraute
Sabadilla	(sabad.)	Läusekraut
Sabal serrulata	(sabal.)	Zwerg-Sägepalme
Sabina	(sabin.)	Sadebaum

Saccharum officinale	(sacch.)	Raffinierter Rohrzucker
Salamandra maculata	**(salam.)**	**Salamander (Hautdrüsensekret)**
Salicylicum acidum	(sal-ac.)	Salicylsäure
Salolum	(salol.)	Salizylsäurephenylester
Salvia officinalis	(salv.)	Gartensalbei
Sambucus nigra	(samb.)	Schwarzer Holunder
Sanguinaria canadensis	(sang.)	Kanad. Blutwurzel
Sanicula aqua	(sanic.)	Wasser d. Sanicula-Quellen
Saponium	(sapin.)	Saponin
Sarracenia purpurea	(sarr.)	Schlauchpflanze
Sarsparilla officinalis	(sars.)	Sarsparillawurzel
Scarlatinum	**(scarl.)**	**Nosode des Scharlachfiebers**
Scrophularia nodosa	(scrph-n.)	Knotige Braunwurz
Secale cornutum	(sec.)	Mutterkorn
Selenium metallicum	(sel.)	Selen
Senega	(seneg.)	Klapperschlangenwurzel
Senna	(senn.)	Sonnenblätter
Sepia offcinalis	(sep.)	Tintenfisch (Inhalt d. Tintenbeutels)
Serpentaria aristolochia	(serp.)	Virgin. Schlangenwurzel
Silicea terra	(sil.)	Kieselsäure (aus reinem Bergkristall)
Sinapis nigra	(sin-n.)	Schwarzer Senf
Skookum chuck aqua	(skook.)	Salz v. Wasser d. Medical Lake
Slag	(slag)	Aluminumsilikosulfokalzit
Sol	**(sol)**	**Sonnenlicht**
Solanum nigrum	(sol-n.)	Schwarzer Nachtschatten
Spigelia anthelmia	(spig.)	Wurmkraut
Spongia tosta	(spong.)	Gerösteter Meerschwamm
Squilla maritima	(squil.)	Meerzwiebel
Stannum metallicum	(stann.)	Metallisches Zinn
Staphisagria	(staph.)	Stephanskörner, Rittersporn
Stellaria media	(stel.)	Vogelmiere
Sticta pulmonaria	(stict.)	Lungenmoos
Stillingia silvatica	(still.)	Stillingie (Talgbaum)
Stramonium	(stram.)	Gemeiner Stechapfel
Strontium bromatum	(stront-br.)	Strontiumbromid
Strontium carbonicum	(stront-c.)	Strontiumkarbonat
Strophantus hispidus	(stroph-h.)	Strophantus gratus (Liane)
Strychninum purum	(stry.)	Alkaloid von Nux-v.
Sulphur lotum	(sulph.)	Schwefelblüte
Sulphuricum acidum	(sul-ac.)	Schwefelsäure
Sulphurosum acidum	(sulo-ac.)	Schwefelige Säure
Sulphur hydrogenisatum	(sul-h.)	Schwefelwasserstoff
Sulphur iodatum	(sul-i.)	Schwefeljodid
Sumbulus moschatus	(sumb.)	Sumbulwurzel
Symphytum officinale	(symph.)	Beinwurz
Syphilinum	**(syph.)**	**Nosode d. Syphiliserregers**

Tabacum	(tab.)	Tabak
Taraxum officinalis	(tarax.)	Löwenzahn, Pusteblume
Tarentula hispanica	(tarent.)	Span. Tarantel
Taxus baccata	(tax.)	Eibe
Tellurium metallicum	(tell.)	Tellur
Terebinthiniae oleum	(ter.)	Terpentinöl
Teucrium marum verum	(teucr.)	Katzenkraut
Thallium metallicum	(thal.)	Thallium
Thea chinesis	(thea)	Chin. Teestrauch
Theridion curassavicum	(ther.)	Feuerspinnchen
Thuja occidentalis	(thuj.)	Lebensbaum, Sumpfzeder
Thyreoidinum	(thyr.)	Getr. Schilddrüsen v. Schafen/Kälbern
Tongo diptrix odorata	(tong.)	Tongobohne
Trillium pendulum	(tril-p.)	Amerik. Waldlilie
Trombidium muscae domesticae	(tromb.)	Acarus (Milbe, d. a. d. Hausfliege lebt)
Tuberculinum	(tub.)	**Nosode a. tuberkul. Abszessen v. Rindern**
Urtica urens	(urt-u.)	Kleine Brennessel
Vaccininum	(vac.)	**Kuhpocken-Nosode**
Valeriana officinalis	(valer.)	Gemeiner Baldrian
Vanadium metallicum	(vanad.)	Vanadium
Variolinum	(vario.)	**Pocken-Nosode**
Veratrum album	(verat.)	Weiße Nieswurz
Veratrum viride	(verat-v.)	Grüne Nieswurz
Verbascum thapsiforme	(verb.)	Königskerze, Wollblume
Vespa crabro	(verp.)	Hornisse
Viburnum opulus	(vib.)	Gemeiner Schneeball
Viburnum prunifolium	(vib-p.)	Pflaumenblättriger Schneeball
Vinca minor	(vinc.)	Immergrün
Viola odorata	(viol-o.)	Veilchen
Viola tricolor	(viol-t.)	Stiefmütterchen
Vipera torva	(vip-t.)	Kreuzotter
Viscum album	(visc.)	Mistel
X-Ray	(x-ray)	Röntgenstrahlen
Yucca filamentosa	(yuc.)	Palmlilie
Zincum iodatum	(zinc-i.)	Zinkiodid
Zincum metallicum	(zinc.)	Zink
Zincum phosphoricum	(zinc-p.)	Zinkphosphid
Zingiber officinale	(zing.)	Ingwer
Zizia aurea	(ziz.)	Gelbe Pastinake

Tabellarische Darstellung der Arzneimittelbeziehungen

Abrotanum (abrot.) — Eberraute

Komplementär:	Bry.	Kali-bi.	Lyc.
Ähnlich:	Chin.	Led.	
Miasma:	Psora, Tuberkulose		

Absinthium (absin.) — Wermut, Wurmkraut

Es antidotiert:	Agar.	Bar-m.

Aceticum acidum (acet-ac.) — Essigsäure

Komplementär:	Chin.	Dig.			
Miasma:	Psora, Tuberkulose, (Krebs)				
Antidote:	Acon.	Calc.	Mag-c.	Nat-m.	Plb.
	Sep.	Nux-v.	Tab.		
Unverträglich:	Arn.	Bell.	Bor.	Caust.	Colch.
	Dulc.	Ferr.	Lach.	Merc-s.	Morph.
	Nux-v.	Ran-b.	Sars.		
Es antidotiert:	Acon.	Alkohol	Arn.	Arum-t.	Asar.
	Carb-ac.	Carb-an.	Coff.	Colch.	Dig.
	Dor.	Euph.	Hep.	Hyos.	Ign.
	Lacert.	Lach.	Lact-v.	Lup.	Mez.
	Narkotika	Op.	Plb.	Puls.	Sep.
	Stram.	Tab.	Tong.	Vesp.	

Aconitum napellus (acon.) — Blauer Eisenhut, Sturmhut

Komplementär:	Arn.	Bell.	Berb.	Bry.	Caust.
	Coff.	Mill.	Phos.	Spong.	Sulph.
Folgen gut:	Abrot.	Arn.	Ars.	Bell.	Berb.
	Bry.	Cact.	Calc.	Canth.	Cham.
	Cocc.	Coff.	Croc.	Dulc.	Ferr-p.
	Gels.	Graph.	Hep.	Iod.	Ip.
	Kali-br.	Kali-n.	Lyc.	Merc.	Mill.
	Nux-v.	Op.	Ph-ac.	Phos.	Puls.
	Rhus-t.	Ruta	Sep.	Sil.	Spig.
	Spong.	Sulph.	Valer.	Verat.	

Akut:	Acon.				
Chronisch:	Sulph.				
Zyklus:	Acon. – Spong. – Hep. Acon. – Suph. – Psor.			Acon. – Bry. – Phos.	
Miasma:	Psora				
Antidote:	Acet-ac. Cham. Nux-v. Verat.	Alkohol Citr. Petr. Wein	Bell. Coff. Pflanzensäuren Weingeist	Berb. Essig Cit-v.	Camph. Kaffee Sep. Sulph.
Unverträglich:	Sec.				
Es antidotiert:	Arn. Bry. Cimic. Dol. Lyc. Ph-ac. Sol. Verat.	Apis Cact. Cinnm. Glon. Merc-p. Petr. Spong. Vib.	Aspar. Canth. Citr. Graph. Mez. Rhus-t. (Strych.)	Astac. Cham. Coff. Kalm. Nit-ac. Seneg. Sulph.	Bell. Chel. Croc. Kreos. Nux-v. Sep. Ther.
Zwischenmittel:	Acet.-ac.				
Sonstiges:	■ Sulph. ergänzt Acon vor und nach akuten Entzündungszuständen. ■ Sulph. vollendet oft die von Acon. eingeleitete Heilung und verhütet als Konstitutionsmittel Rezidive. ■ Bei Zahnung mit Fieber muß Acon. vor Dol. gegeben werden, um Fieberkrämpfe zu vermeiden. ■ Psyche: Ängstliche Ungeduld				

Aesculus hippocastanum (aesc.) Weiße Roßkastanie

Komplementär:	Carb-v.	Coll.	Lach.	Murc-ac.
Folgen gut:	Sulph.			
Ähnlich:	Aesc.	Aloe.	Coll.	Puls.
Akut:	Aesc.			
Chronisch:	Sulph.			
Miasma:	Psora, Sykose			
Antidote:	Nux-v.			

Aether (aether) Etherum

Antidote:	Bell.	Hep.	Hyos.	Nux-v.

Aethusa cynapium (aeth.) — Hundspetersilie

Komplementär:	Calc.	Sul-i.			
Ähnlich:	Ant-c.	Ars.	Asar.	Calc.	Cic.
	Ip.	Oena	Op.		
Antidote:	Camph.	Op.	Plb.	Pflanzensäuren	
Unverträglich:	Ant-c.	Cic.			
Es antidotiert:	Op.	Plb.			

Agaricus muscarius (agar.) — Fliegenpilz

Komplementär:	Calc.				
Folgen gut:	Ars.	Bell.	Calc.	Cocc.	Coff.
	Cupr.	Lyc.	Merc.	Nit-ac.	Nux-v.
	Op.	Puls.	Petr.	Phos.	Puls.
	Rhus-t.	Sep.	Sil.	Tarant.	Tub.
Ähnlich:	Fl-ac.	Nit-ac.	Phys.	Tub.	
Miasma:	Psora, Sykose, Tuberkulose				
Antidote:	Absin.	Atropin.	Calc.	Camph.	Coff.
	Camph.	Fett	Öl	Kaffee	Nit-ac.
	Puls.	Rhus-t.	Wein	Weinbrand	
Es antidotiert:	Alkohol				
Sonstiges:	Lungensymptome bei TB, aber Tub. verschlimmert: Agar.				

Agnus Castus (agn.) — Mönchspfeffer

Folgen gut:	Ars.	Bry.	Calad.	Calc.	Con.
	Graph.	Ign.	Lyc.	Merc.	Nat-m.
	Nux-v.	Olnd.	Puls.	Rhod.	Sel.
	Sep.	Sulph.			
Ähnlich:	Olnd.	Ph-ac.			
Miasma:	Sykose, Syphilis				
Antidote:	Camph.	Nat-m.	Nux-v.	Rhus-t.	
Sonstiges:	Beschwerden erschöpfter „Lebemänner".				

Ailanthus glandulosa (ail.) Götterbaum

Ähnlich:	Bapt.	Lach.		
Miasma:	Syphilis			
Antidote:	Aloe	Alkohol	Rhus-t.	Nux-v.

Allium cepa (all-c.) Küchenzwiebel

Komplementär:	Phos. Thuj.	Puls.	Sars.	Sulph.	Ther.
Folgen gut:	Arn. Verat.	Calc.	Cham.	Nux-v.	Sil.
Ähnlich:	Euphr.	Gels.	Kali-i.		
Zyklus:	All-c. – Phos. – Sulph.				
Antidote:	Arn. Nux-v.	Ars. Thuj.	Cham. Verat.	Kaffee	Merc-c.
Unverträglich:	All-s.	Aloe	Squil.		
Es antidotiert:	Calad.	Chel.	Verat.		
Sonstiges:	■ Vorsichtiger Gebrauch bei Allergikern. ■ Bei Polypen vor Calc. und Sil.				

Allium sativum (all-s.) Knoblauch

Komplementär:	Ars.		
Antidote:	Lyc.		
Unverträglich:	All-c.	Aloe	Squil.

Aloe socotrina (aloe) Aloe

Komplementär:	Sulph.				
Folgen gut:	Crot-t. Kali-bi. Olnd. Sulph.	Gamb. Lyc. Ph-ac.	Caust. Mur-ac. Podo.	Gels. Nat-s. Sep.	Hyos. Nux-v. Sul-ac.
Ähnlich:	Lil-t.	Podo.	Sep.		

Miasma:	Psora, Sykose				
Antidote:	Alum.	Camph.	Lyc.	Nux-v.	Op.
	Senf	Sulph.			
Unverträglich:	All-c.	All-s.			
Es antidotiert:	Paeon.				

Alumen (alumn.) — Alaun, Aluminiumkaliumsulfat

Folgen gut:	Cham.	Ip.	Nux-v.	Sulph.	
Miasma:	Psora, Sykose, Tuberkulose, (Krebs)				
Antidote:	Aloe	Camph.	Cham.	Ip.	Nux-v.
	Sulph.				
Unverträglich:	Alkohol	Plb.			
Es antidotiert:	Aloe				

Alumina (alum.) — Tonerde

Komplementär:	Bry.	Caust.	Dulc.	Ferr.	Op.
	Sep.				
Folgen gut:	Arg-m.	Arg-n.	Bry.	Calc.	Cham.
	Ign.	Ip.	Lach.	Lyc.	Nat-m.
	Phos.	Plb.	Puls.	Sulph.	Verat.
Akut:	Bry.	Sep.			
Chronisch:	Alum.				
Zyklus:	Bry. – Alum.				
Miasma:	Psora, Sykose, Tuberkulose, (Krebs)				
Antidote:	Bry.	Cadm.	Camph.	Cham.	Ip.
	Jab.	Puls.			
Es antidotiert:	Aloe	Bry.	Cham.	Lach.	Merc.
	Mez.	Plb.			
Zwischenmittel:	Cham.				
Sonstiges:	Psyche = geistige Labilität. Verwirrung und Zurückhaltung.				

Ambra grisea (ambr.) — Ambergris, Walfischdreck

Komplementär:	Moschus				
Folgen gut:	Bell.	Calc.	Caust.	Coff.	Ign.
	Lyc.	Mosch.	Nux-v.	Phos.	Puls.
	Rhus-t.	Sep.	Sil.	Staph.	Sulph.
Miasma:	Psora, (Krebs)				
Antidote:	Camph.	Coff.	Kaffee	Nux-v.	Puls.
	Staph.				
Es antidotiert:	Carb.-v.	Nux-v.	Staph.		
Sonstiges:	Wenn Bar-c., Calc., Sil. nichts brachten.				

Ammoniacum gummi (ammc.) — Gummiharz

Miasma:	Psora	
Antidote:	Arn.	Bry.
Es antidotiert:	Apis	Chlol.

Ammonium aceticum (am-act.) — Ammoniumacetat

Es antidotiert:	Ars-h.

Ammonium bromatum (am-br.) — Ammoniumbromid

Ähnlich:	Arg-n.	Con.	Hyos.	Kali-bi.

Ammonium carbonicum (am-c.) — Hirschhornsalz

Komplementär:	Caust.				
Folgen gut:	Arn.	Bell.	Brom.	Bry.	Calc.
	Calc-s.	Fl-ac.	Hep.	Lyc.	Phos.
	Puls.	Rhus-t.	Sec.	Sep.	Sulph.
	Verat.				
Ähnlich:	Aml-n.	Ant-t.	Carb-v.	Glon.	Lach.
	Mur-ac.				
Miasma:	Psora, Sykose, Syphilis, Tuberkulose				

Antidote:	Arn.	Cact.	Calc.	Camph.	Hep.
	Lach.	Öle	Pflanzensäuren		Sulph.
	Stry.				

Unverträglich:	Lach.				

Es antidotiert:	Brom.	Cench.	Hydr-ac.	Lach.	Laur.
	Piloc.	Rhus-t.			

Sonstiges: Sehr tiefgehendes Mittel.

Ammonium causticum (am-caust.) — Salmiakgeist

Miasma: Psora

Antidote: Arg-n.   Essig   Pflanzensäuren

Es antidotiert: Crot-h.

Ammonium muriaticum (am-m.) — Ammoniumchlorid

Komplementär: Ant-c.

Folgen gut:	Ant-c.	Ars.	Coff.	Merc.	Merc-sul.
	Nux-v.	Phos.	Puls.	Rhus-t.	Sanic.

Miasma: Psora, Sykose, Tuberkulose

Antidote:	Arn.	Camph.	Caust.	Coff.	Essig
	Hep.	Kaffee	Lach.	Nux-v.	Obstsäuren

Es antidotiert:	Camph.	Chinin-s.	Coff.	Crot-h.	Hep.
	Kali-i.	Kali-p.	Nux-v.		

Sonstiges: Mittel wirkt lange nach.

Amygdalae amara (amyg.) — Bittermandel

Miasma: Psora

Antidote: Kaffee   Op.

Amylenum nitrosum (aml-n.) — Salpetrigsäureamylester

Antidote: Cact.   Ergot.   Stry.

Anacardium occidentale (anac-oc.)   Cashewnuß

Antidote:	Rhus-t.	Jodtinktur (lokal)

Anacardium orientale (anac.)   Malakkanuß

Folgen gut:	Calc. Plat.	Coff. Puls.	Con.	Lyc.	Nat-m.
Ähnlich:	Ign.	Rhus-t.			
Miasma:	Psora, Sykose, Tuberkulose				
Antidote:	Camph. Grind. Ran-b.	Clem. Iod. Rhus-t.	Coff. Jug-c.	Crot-t. Jug-r.	Eucal. Kaffee
Unverträglich:	Rhus-t.				
Es antidotiert:	Clem.	Ran-b.	Rhus-t.		
Sonstiges:	Psyche = zwei Seelen in der Brust.				

Anagallis arvensis (anag.)   Gauchheil

Miasma:	Psora, Syphilis		
Antidote:	Coff.	Coloc.	Rhus-t.

Anantherum muricatum (anan.)   Vetiverwurzel, Cuscus-Gras

Miasma:	Sykose, Syphilis, (Krebs)		
Antidote:	Alkohol	Kaffee	
Unverträglich:	Branntwein	Likör	Wein

Angophora lanceolata (ango.)   Red Gum (Baum)

Antidote:	Ip.

Angustura vera (ang.)   Rinde von Galipea cusparia

Folgen gut:	Bell. Lyc.	Bry. Rhus-t.	Calc. Sep.	Coff. Tab.	Ign. Verb.

Miasma:	Psora, Sykose, Syphilis
Antidote:	Bry. Chel. Coff. Kaffee
Es antidotiert:	Chinin-s. Merc.
Sonstiges:	Folgt manchmal auf Puls.

Anthemis nobilis (anth.) — Römische Kamille

Komplementär:	Ars.
Miasma:	Psora
Antidote:	Chin.

Anthracinum (anthraci.) — Milzbrandnosode

Komplementär:	Ars.	Pyrog.	Sil.		
Folgen gut:	Aur-m-n.	Sil.			
Antidote:	Apis	Ars.	Camph.	Carb-ac.	Carb-v.
	Chin.	Kreos.	Lach.	Puls.	Rhus-t.
	Sal-ac.	Sil.			
Sonstiges:	■ Nach der Gabe erscheint oft endloses Weinen oder eine abgrundtiefe Traurigkeit. ■ Psyche = Gefühlskälte.				

Antimonium crudum (ant-c.) — Schwefel-Spießglanz

Komplementär:	Am-m.	Puls.	Squil.	Sulph.	
Folgen gut:	Ars.	Bism.	Brom.	Calc.	Hep.
	Ip.	Lach.	Merc.	Merc-sul.	Puls.
	Sep.	Sulph.			
Ähnlich:	Sulph.				
Miasma:	Psora, Sykose, Syphilis, Tuberkulose				
Antidote:	Calc.	Hep.	Merc-s.	Puls.	
Unverträglich:	Aeth.				
Es antidotiert:	Merc.	Plb.	Puls.	Puls-n.	Sep.

Antimonium tartaricum (ant-t.) — Brechweinstein

Komplementär:	Bar-c. Sulph.	Ip.	Kali-bi.	Op.	Sang.
Folgen gut:	Asaf. Chin. Nit-ac. Sulph.	Bar-c. Cina Op. Ter.	Bell. Cocc. Puls.	Camph. Con. Rhus-t.	Carb-v. Ip. Sep.
Ähnlich:	Am-c.	Asc-t.	Ip.	Lob.	Op.
Akut:	**Ip.**				
Chronisch:	Ant-t.				
Miasma:	Psora, Sykose, Syphilis				
Antidote:	Asaf. Ip. Rhus-t.	Camph. Laur. Sep.	Chin. Merc-sul.	Cocc. Op.	Con. Puls.
Unverträglich:	Kali-s.				
Es antidotiert:	Bar-c. Crot-t. Seneg.	Bry. Iod. Sep.	Camph. Laur. Vacc.	Caust. Mill. Vario.	Chinin-s. Puls.
Sonstiges:	Es antidotiert Impffolgen, wenn Thuj. versagt und Sil. nicht indiziert ist.				

Antipyrinum (antip.) — Phenazon

Antidote:	Bell.
Unverträglich:	Kaffee

Apis mellifica (apis) — Honigbiene

Komplementär:	Arn. Merc-cy. Rhus-t.	Ars. Nat-m.	Bar-c. Puls.	Canth. Sars.	Hell. Sulph.
Folgen gut:	Apoc. Carb-v. Graph. Kali-c. Merc-cy. Rhus-t. Urt-u.	Arn. Chin. Hell. Lach. Mill. Sars. Zinc.	Ars. Cocc. Hep. Led. Nat-m. Sep.	Bell. Dulc. Iod. Lyc. Phos. Stram.	Canth. Ferr. Kali-bi. Merc. Puls. Sulph.

Ähnlich:	Ars. Urt-u.	Bombix Vespa	Canth.	Crabro.	Puls.
Akut: Chronisch:	**Apis** Nat-m.	Bar-c.			
Zyklus:	Apis – Nat-m. – Sep.				
Miasma:	Psora, Sykose, Syphilis, Tuberkulose, (Krebs)				
Antidote:	Acon. Carb-ac. Led. Zwiebeln	Ammoniak Carb-v. Nat-m. Urt-u.	Ars. Ip. Olivenöl	Canth. Lac-ac. Plant.	Camph. Lach. Rhus-t.
Es antidotiert:	Anthraci. Nat-p.	Aspar. Vacc.	Cann-i. Vesp.	Cann-s.	Canth.
Unverträglich:	Phos.	Rhus-t.			
Sonstiges:	■ Bar-c. und Nat-m. sind die Antipsorika von Apis. ■ Erysipel nach Impfung. ■ Apis als Potenz ist ein gefährliches isopathisches Vorgehen, besser ist Vespa. ■ §§ Abort 1., 2., 3., 4. Monat				

Aralia racemosa (aral.)   amerik. Narde

Komplementär:	Lob.

Aranea diadema (aran.)   Kreuzspinne

Komplementär:	Cedr.			
Miasma:	Psora, Sykose			
Antidote:	Chin.	Merc.	Tab.	Tabak
Es antidotiert:	Chin.	Chinin.	Chinin-s.	Merc.

Argentum metallicum (arg-met.)   Silber

Folgen gut:	Ars. Puls.	Alum. Rhus-t.	Calc. Sep.	Merc.	Nat-m.
Ähnlich:	Sel.	Stann.	Zinc.		
Miasma:	Psora, Sykose, Syphilis, (Krebs)				

Antidote:	Merc.	Merc-sul.	Puls.		
Unverträglich:	Alum.	Plat.			
Es antidotiert:	Merc.				

Argentum nitricum (arg-n.) — Silbernitrat, Höllenstein

Komplementär:	Brom.	Calc.	Canth.	Gels.	Graph.
	Lyc.	Nat-m.	Puls.	Sep.	
Folgen gut:	Arg-m.	Ars.	Aur.	Bar-c.	Bell.
	Bry.	Calc.	Carb-v.	Con.	Cupr.
	Gels.	Hell.	Hep.	Iod.	Kali-c.
	Lyc.	Lyss.	Merc.	Merc-c.	Nat-m.
	Nit-ac.	Plb.	Puls.	Sep.	Sil.
	Spig.	Spong.	Thuj.	Verat.	Zinc.
Ähnlich:	Lyc.	Puls.			
Miasma:	Psora, Sykose, Syphilis, Tuberkulose, (Krebs)				
Akut:	Gels.				
Chronisch:	Arg-n.				
Antidote:	Ars.	Bell.	Calc.	Cina	Iod.
	Lyc.	Merc.	Milch	Nat-m.	Phos.
	Puls.	Rhus-t.	Sep.	Sil.	Sulph.
Unverträglich:	Coff.				
Es antidotiert:	Am-caust.	Gels.	Kali-i.	Merc.	Nat-m.
	Op.	Tabak			
Sonstiges:	■ Liegt zwischen Puls. und Phos.				
	■ Psyche = impulsiv und unberechenbar.				
	■ Lampenfieber.				

Arnica montana (arn.) — Bergwohlverleih

Komplementär:	Acon.	Apis	Ars.	Bry.	Calc.
	Hyper.	Ip.	Rhus-t.	Led.	Nat-s.
	Nux-v.	Psor.	Spig.	Sulph.	Sul-ac.
	Verat.				
Folgen gut:	Acon.	Am-c.	Apis	Ars.	Bar-m.
	Bell.	Berb.	Bry.	Cact.	Calc.
	Calen.	Cann-s.	Caps.	Cham.	Chin.
	Cic.	Con.	Cur.	Ferr.	Hep.
	Ign.	Iod.	Ip.	Led.	Merc.

	Mill.	Nux-v.	Phos.	Phyt.	Puls.
	Psor.	Rhus-t.	Ruta	Sabin.	Samb.
	Seneg.	Sul-ac.	Sulph.	Squil.	Symph.
	Verat.	Zinc.			

Ähnlich: Bell. Ech. Hyper. Rhus-t.

Akut: Arn.
Chronisch: Spig. Rhus-t.

Zyklus: Arn. – Rhus-t. – Calc.

Miasma: Psora, Sykose, Syphilis

Antidote:
Acon.	Am-c.	Am-m.	Ars.	Camph.
Chin.	Cic.	Coff.	Essig	Ferr.
Ign.	Ip.	Kaffee	Seneg.	Wein

Unverträglich: Acet-ac. Wein

Es antidotiert:
All-c.	Ammoniak	Am-c.	Calen.	Chin.
Chinin-s.	Cic.	Cina	Coff.	Ferr.
Ferr-p.	Ham.	Hyos.	Ign.	Ip.
Merc.	Ph-ac.	Phys.	Seneg.	

Sonstiges:
- Nach Sturm, Verletzung, Überanstrengung.
- Sul-ac. folgt gut bei Prellungen von Weichteilen.
- Led. führt oft eine mit Arn. begonnene Behandlung erfolgreich zu Ende.

Arsenicum album (ars.) — Weißes Arsenik

Komplementär:
All-s.	Anth.	Anthraci.	Apis	Arn.
Bapt.	Blatta-o.	Cact.	Calc-p.	Carb-v.
Chel.	Chin.	Colch.	Cupr.	Ferr.
Graph.	Ip.	Kali-bi.	Kreos.	Lach.
Nat-s.	Nit-ac.	Phos.	Psor.	Puls.
Pyrog.	Rhus-t.	Sec.	Sulph.	Tarax.
Tarent.	Thuj.	Tub.	Verat.	

Folgen gut:
Acon.	An-m.	Ant-c.	Anth.	Apis
Aran.	Arn.	Ars-h.	Bapt.	Barc-c.
Bar-m.	Bell.	Brom.	Cact.	Cad-s.
Calc.	Calc-p.	Calen.	Carb-v.	Cham.
Chel.	Chin.	Chin-s.	Cic.	Coff.
Colch.	Dig.	Dulc.	Euph.	Ferr.
Fl-ac.	Graph.	Hep.	Ign.	Iod.
Ip.	Kali-bi.	Kali-c.	Kali-i.	Kreos.
Lach.	Lyc.	Mag-c.	Merc.	Merc-c.
Mosch.	Mur-ac.	Nat-m.	Nat-s.	Nux-m.

	Nux-v.	Op.	Petr.	Ph-ac.	Phos.
	Plb.	Ran-s.	Rhus-t.	Samb.	Sec.
	Sep.	Squil.	Stann.	Staph.	Sul-ac.
	Sulph.	Tab.	Thuj.	Verat.	
Ähnlich:	Sul-ac.	Tarent.	Verat.		
Akut:	**Ars.**				
Chronisch:	Nat-s.	Sulph.	Thuj.		
Zyklus:	Ars. – Thuj. – Tarent.		Sulph. – Ars. – Sulph.		
Miasma:	Psora, Sykose, Syphilis, Tuberkulose, (Krebs)				
Antidote:	Bry.	Calc.	Camph.	Carb-ac.	Carb-v.
	Cham.	Chin.	Chinin-s.	Euph.	Ferr.
	Iod.	Ip.	Kali-bi.	Lach.	Merc-s.
	Nat-c.	Nux-m.	Nux-v.	Ol-j.	Op.
	Rhus-t.	Samb.	Sulph.	Tab.	Verat.
Es antidotiert:	All-c.	Anthraci.	Apis	Arg-n.	Arn.
	Carb-v.	Chin.	Chinin	Chinin-s.	Dig.
	Elaps	Euph.	Ferr.	Ferr-p.	Graph.
	Hep.	Hyp.	Iod.	Ip.	Kali-bi.
	Kali-c.	Kali-p.	Kreos.	Lach.	Lact-v-f.
	Leon.	Mag-c.	Mag-m.	Mag-p.	Merc.
	Malar-II.	Nat-c.	Nat-m.	Nat-p.	Nux-v.
	Phos.	Plb.	Rhus.t,	Samb.	(Sapon.)
	Seneg.	Stry.	Sulph.	Tab.	Thyr.
	Verat.				

Sonstiges:
- Psyche = körperliche Unsicherheit. Übergenauigkeit und Sauberkeit.
- Asthma: Thuja ist das pflanzliche Ars.
- §§ Abort 5., 6. Monat.
- Tarent. heilt oft, nachdem Ars. versagte.

Arsenicum hydrogenisatum (ars-h.)   Arsenwasserstoff

Antidote:	Am-a.	Nux-v.	Senfumschläge
Sonstiges:	Wenn Ars. nur teilweise oder zu kurz wirkt.		

Arsenicum iodatum (ars-i.)   Arsentrijodid

Komplementär:	Kali-c.	Kali-i.	Phos.
Ähnlich:	Con.	Kali-bi.	Kreos.
Miasma:	Psora, Sykose, Syphilis, Tuberkulose, (Krebs)		

Antidote:	Bry.
Es antidotiert:	Mill.
Sonstiges:	Nach dem Essen geben.

Arsenicum metallicum (ars-met.) — Scherbenkobalt, Arsen

Miasma:	Syphilis
Antidote:	Bell. Nat-c.

Artemsia vulgaris (art-v.) — Gemeiner Beifuß

Komplementär:	Aur. Puls. Stram.
Folgen gut:	Caust.
Sonstiges:	Wirkt besser, wenn man es mit Wein statt mit Wasser gibt.

Arum draconitum (arum-d.) — Drachenwurzel

Unverträglich:	Calen.

Arum maculatum (arum-m.) — Gefleckter Aron, dt. Ingwer

Antidote:	Olivenöl Milch Butter (Mill.)
Unverträglich:	Calen.
Es antidotiert:	Mill.

Arum triphyllum (arum-t.) — Zehrwurzel

Komplementär:	Nit-ac.
Folgen gut:	Bell. Euph. Puls.
Ähnlich:	Ars. Merc-c.
Miasma:	Tuberkulose
Antidote:	Acet-ac. Bell. Buttermilch Essig Lac-ac. Puls.
Unverträglich:	Calen. Calad.
Sonstiges:	Oft setzt reichliche Harnabsonderung als Wirkung ein.

Asa foetida (asaf.) — Stinkasant, Teufelsdreck

Komplementär:	Caust.	Puls.	Thuj.		
Folgen gut:	Arg-n.	Aur.	Caust.	Chin.	Merc-sul.
	Meny.	Merc.	Nit-ac.	Ph-ac.	Plat.
	Puls.	Sep.	Thuj.	Valer.	
Ähnlich:	Aur.	Lach.	Sumb.	Valer.	
Miasma:	Psora, Sykose, Syphilis				
Antidote:	Camph.	Caust.	Chin.	Elec.	Merc.
	Merc-sul.	Puls.	Valer.		
Es antidotiert:	Alkohol	Ant-t.	Caust.	Chin.	(Lin-u.)
	Merc.	Puls.			

Asarum europaeum (asar.) — Haselwurz

Komplementär:	Caust.	Puls.	Sil.		
Folgen gut:	Bism.	Caust.	Cupr.	Nux-v.	Phos.
	Puls.	Sil.	Sul-ac.		
Ähnlich:	Arg-n.	Asc-t.	Ant-t.	Cast.	Ther.
Miasma:	Psora, Sykose, Syphilis				
Antidote:	Acet-ac.	Camph.	Essig	Pflanzensäuren	
Es antidotiert:	Citr.				

Asclepias tuberosa (asc-t.) — Knollige Seidenpflanze

Sonstiges:	Wenn Bry. angezeigt, aber nichts brachte.

Asimina triloba (asim.) — Papau, Flaschenbaum

Miasma:	Sykose
Antidote:	Anis

Asparagus officinalis (aspar.) — Spargel

Miasma:	Sykose	
Antidote:	Acon.	Apis
Es antidotiert:	Coff.	

Astacus fluviatilis (astac.) — Flußkrebs

Miasma:	Sykose
Antidote:	Acon.

Asterias rubens (aster.) — Roter Seestern

Folgen gut:	Plb.	Zinc.
Ähnlich:	Murx.	Sep.
Miasma:	Sykose, (Krebs)	
Antidote:	Plb.	Zinc.
Unverträglich:	Coff.	Ip.	Kaffee	Nux-v.

Atropinum (atro.) — Atropin (Alkaloid v. Belladonna)

Antidote:	Agar.	Bell.	Morph.	Op.	Phys.
Es antidotiert:	Agar. Morph-s.	Calab. Muscarin	Chlol. Opium.	Gels. Phys.	Morph. Piloc.
Sonstiges:	Wenn Bell. angezeigt ist, aber nicht hilft: Atro.				

Aurum iodatum (aur-i.) — Golddiodid

Ähnlich:	Ars-i. Puls.	Bell.	Bry.	Kali-i.	Naja.

Aurum metallicum (aur.) — Blattgold

Komplementär:	Ign. Syph.	Merc.	Mill.	Staph.	Sulph.
Folgen gut:	Acon. Cocc. Nit-ac. Sep.	Asaf. Coff. Nux-v. Sol-n.	Bell. Cupr. Phos. Spig.	Calc. Lyc. Puls. Sulph.	Chin. Merc. Rhus-t. Syph.
Ähnlich:	Merc.				
Akut:	**Merc.**				
Chronisch:	**Aur.**				

Miasma:	Psora, Sykose, Syphilis, Tuberkulose, (Krebs)

Antidote:	Bell.	Camph.	Chin.	Cocc.	Coff.
	Cupr.	Hep.	Kampfer	Kaffee	Merc.
	Mill.	Puls.	Sol-n.	Spig.	

Es antidotiert:	Cupr.	Kali-i.	Merc.	Spig.

Sonstiges:	■ Psyche = Abscheu vor dem Leben. Innere Verzweiflung.
	■ Evtl. Blockade durch Goldplomben.

Aurum muriaticum (aur-m.) Goldchlorid

Miasma:	Psora, Sykose, Syphilis, Tuberkulose, (Krebs)

Antidote:	Bell.	Cann.	Cinnb.	Eryth.	Merc.
	Merc-sul.				

Unverträglich:	Alkohol	Kaffee	Schwefel

Aurum muriaticum natronatum (aur-m-n.) Natriumchloraurat

Miasma:	Sykose, Syphilis, (Krebs)

Antidote:	Merc.	Salam.

Unverträglich:	Alkohol	Kaffee

Avena sativa (aven.) Hafer

Es antidotiert:	Morph.

Bacillinum Burnett (bac.) Mazeration a. e. typ. tub. Lunge

Komplementär:	Calc-p.	Hydr.	Kali-c.	Kali-i.	Lach.
	Psor.				

Folgen gut:	Thyr.

Ähnlich:	Puls.

Akut:	Bac.
Chronisch:	Calc-p. Psor.

Miasma:	Psora, Syphilis, Tuberkulose

Badiaga (bad.) — Süßwasserschwamm

Komplementär:	Iod.	Merc-sul.	Sulph.	
Folgen gut:	Lach.			
Ähnlich:	Arn. Spong.	Bell-p.	Eup-p.	Rhod.	Rhus-t.
Miasma:	Syphilis			

Baptisia tinctoria (bapt.) — Wilder Indigo

Komplementär:	Ars. Nit-ac.	Bry. Terb.	Crot-h.	Echi.	Ham.
Folgen gut:	Crot-h. Ter.	Ham.	Nit-ac.	Phos.	Pyrog.
Ähnlich:	Arn. Op.	Gels. Rhus-t.	Hyos.	Lach.	Mur-ac.
Miasma:	Syphilis, (Krebs)				
Antidote:	Phyt.	Sang.			
Es antidotiert:	Cimic.				

Baryta carbonica (bar-c.) — Schwererde

Komplementär:	Ant-t. Camph. Sil.	Apis Dulc. Zinc.	Bell. Merc.	Bufo Op.	Calc. Psor.
Folgen gut:	Ant-t. Chin. Nit-ac. Rhus-t. Zinc.	Ars. Con. Nux-v. Sep.	Bell. Dulc. Phos. Sil.	Calc. Lyc. Psor. Sulph.	Cham. Merc. Puls. Tub.
Ähnlich:	Kali-p.	Med.	Sil.		
Akut: **Chronisch:**	Apis Bar-c.				
Miasma:	Psora, Sykose, Syphilis, Tuberkulose, (Krebs)				
Antidote:	Ant-c. Dulc.	Ant-t. Merc.	Bell. Nat-s.	Camph. Zinc.	Coff.

| Unverträglich: | Calc. | Calc-p. | Merc. |

Sonstiges:
- Bar-c. ist das Antipsorikum von Apis.
- Psyche = Unreife.
- Braucht am längsten, bis es Wirkung zeigt.
- Wenn Bar-c., Calc., Sil. nichts brachten = Ambr.

Baryta muriatica (bar-m.) — Bariumchlorid

Komplementär:	Con.
Miasma:	Psora, Sykose
Antidote:	Absin.

Belladonna (bell.) — Tollkirsche, Wutbeere

Komplementär:	Acon.	Bor.	Calc.	Cham.	Cist.
	Cupr.	Cupr-act.	Glon.	Hep.	Hyos.
	Lach.	Merc.	Nat-m.	Nit-ac.	Puls.
	Rhus-t.	Sulph.	Tub.	Variol.	
Folgen gut:	Acon.	Agar.	Ambr.	Ant-t.	Apis
	Ars.	Aster.	Bell.	Bry.	Cact.
	Cadm-s.	Calc.	Cann-s.	Canth.	Carb-v.
	Caust.	Cham.	Chin.	Cic.	Cina
	Coff.	Colch.	Coloc.	Con.	Croc.
	Cupr.	Cur.	Dig.	Dulc.	Gels.
	Glon.	Graph.	Hell.	Hep.	Hyos.
	Iod.	Kali-m.	Lach.	Merc.	Merc-i-r.
	Mosch.	Mur-ac.	Nit-ac.	Nux-v.	Op.
	Ph-ac.	Phyt.	Plat.	Plb.	Puls.
	Rheum	Rhus-t.	Sabad.	Sars.	Seneg.
	Sep.	Sil.	Stram.	Sulph.	Valer.
	Verat.	Zinc.			
Ähnlich:	Glon.	Hyos.	Stram.		
Akut:	**Bell.**				
Chronisch:	Calc.	Sang.			
Zyklus:	Hep. – Merc. – Bell. – Lach.			Bell. – Calc.– Tub.	
Miasma:	Psora, Syphilis, Tuberkulose, (Krebs)				
Antidote:	Acon.	Camph.	Coff.	Con.	Hep.
	Hyos.	Kaffee	Merc-s.	Nux-v.	Op.
	Puls.	Rad-br.	Sabad.	Pflanzensäuren	
	Stram.	Wein			
Unverträglich:	Acet-ac.	Dulc.	Merc-i-f.	Sec.	Essig

Es antidotiert:	Acon.	Aether	Antip.	Arg-n.	Arum-t.
	Ars-met.	Atro.	Aur.	Aur-m.	Bar-c.
	Berb.	Cann-i.	Cann-s.	Cedr.	Coff.
	Chin.	Chinin-s.	Colch.	Cop.	Croc.
	Cupr.	Cupr-ac.	Ferr.	Ferr-p.	Gels.
	Glon.	Grat.	Hep.	Hyos.	Ign.
	Iod.	Jab.	Kali-m.	Kalm.	Lach.
	Lyss.	Mag-p.	Merc-p.	Merc.	Morph.
	Morph-s.	Nitro-o.	Nux-v.	Op	Osm.
	Pall.	Phyt.	Plat.	Plb.	Puls.
	Pyrog.	Rhus-t.	Rumx.	Sars.	Seneg.
	Sol.	Stram.	Valer.	Vipt.	

Sonstiges:
- Psyche = Manie.
- § 251 – Doppelgabe!
- §§ Abort 3. Monat.
- Cham. wirkt bei Kinderkrankheiten mehr auf die Abdominalnerven, Bell. mehr auf die Hirnnerven.
- Wenn Bell. angezeigt ist, aber nicht hilft: Atro.
- Hyos. verstärkt oft die Wirkung von Bell.

Bellis perennis (bell-p.) — Gänseblümchen

Komplementär: Vanad.

Sonstiges: Nicht abends verabreichen, verursacht Schlaflosigkeit.

Benzinum dinitricum (ben-d.) — Dinitrobenzol

Antidote: Stry.

Benzoicum acidum (benz-ac.) — Benzoesäure

Komplementär: Colch.   Cop.   Lyc.   Kalm.

Ähnlich: Berb.   Calc.   Colch.   Lyc.   Nit-ac.

Miasma: Psora, Sykose, Syphilis, Tuberkulose

Antidote: Cop.   Vinum   Saures

Unverträglich: Cop.   Wein

Sonstiges: Wenn Colch. fehlschlägt, Benz-ac. versuchen.

Berberis vulgaris (berb.) — Sauerdorn

Komplementär: Acon.   Lyc.   Mag-m.   Sulph.

Folgen gut: Bell.   Kali-n.   Lyc.

Ähnlich:	Benz-ac.	Coc-c.	Kali-bi.	Lyc.	Puls.
Miasma:	Psora, Sykose, Syphilis, Tuberkulose				
Antidote:	Bell.	Camph.	Cham.		
Es antidotiert:	Acon.	Op.			
Sonstiges:	■ Berb. steht zwischen Kali-c. und Bry. ■ Ausleitungsmittel vor Lyc.				

Bismuthum subnitricum (bism.) — Basisches Wismutnitrat

Folgen gut:	Ant-c. Ign. Staph.	Bell. Nux-v.	Calc. Puls.	Caps. Sep.	Cocc. Spig.
Ähnlich:	Ars.	Cadm-s.			
Miasma:	Psora, (Krebs)				
Antidote:	Calc.	Caps.	Coff.	Nux-v.	
Unverträglich:	Ip.				
Es antidotiert:	Chinin-s.				

Blatta orientalis (blatta) — Küchenschabe, Kakerlake

Komplementär:	Ars.

Borax veneta (bor.) — Natriumtetraborat

Komplementär:	Bell.				
Folgen gut:	Apis Coff. Sil.	Ars. Gels. Stram.	Bry. Lyc. Sulph.	Calc. Nux-v.	Cham. Phos.
Ähnlich:	Bell.				
Miasma:	Psora, Sykose				
Antidote:	Cham.	Coff.			
Unverträglich:	Acet-ac.	Essig	Wein		
Es antidotiert:	Cham.				

Bovista lycoperdon (bov.) — Staubschwamm

Komplementär:	Rhus-t.
Folgen gut:	Alum. Apis Calc. Nit-ac. Phos. Puls. Rat. Rhus-t. Selen. Sep. Sil. Staph. Sulph. Verat.
Ähnlich:	Apis Ust.
Miasma:	Psora, Sykose
Antidote:	Camph.
Unverträglich:	Camph. Coff. Kaffee
Sonstiges:	Wo Rhus-t. angezeigt, aber nicht besserte.

Bromium (brom.) — Brom

Komplementär:	Arg-n. Kali-c. Tub.
Folgen gut:	Am-c. Ant-c. Arg-n. Ars. Cham. Coff. Fl-ac. Hep. Iod. Kali-c. Kreos. Mag-c. Nat-m. Op. Phos. Spong.
Ähnlich:	Lach. Samb.
Miasma:	Psora, Tuberkulose, (Krebs)
Antidote:	Am-c. Camph. Colch. Mag-c. Op. Salz
Unverträglich:	Lach.

Brucea antidysenterica (bruc.) — Braune Brucea

Antidote:	Coff-t.
Unverträglich:	Wein
Es antidotiert:	Ang.

Bryonia alba (bry.) — Teufelsrübe, Gichtrübe

Komplementär:	Abrot. Acon. Alum. Arn. Bapt. Chel. Kali-c. Lyc. Nat-m. Nux-v. Op. Phos. Puls. Pyrog. Rhus-t. Rhus-v. Sep. Sulph. Tub-b. Upa

Folgen gut:	Abrot.	Acon.	Alum.	Ang.	Ant-t.
	Arg-n.	Ars.	Bell.	Berb.	Bor.
	Cact.	Calc-f.	Carb-v.	Caust.	Cham.
	Chin.	Clem.	Coff.	Coloc.	Dros.
	Dulc.	Guaj.	Hyos.	Ign.	Iod.
	Ip.	Kali-c.	Led.	Lyc.	Mez.
	Mill.	Mur-ac.	Nux-v.	Ol-an.	Phos.
	Phyt.	Puls.	Ran-b.	Rhod.	Rhus-t.
	Sabad.	Seneg.	Sep.	Sil.	Squil.
	Sulph.	Verat.			

Ähnlich: Phyt. Rhus-t.

Akut: Bry.
Coloc.*

Chronisch: Alum. Kali-c. Nat-m. Phos. Sulph.
Bry.*

Zyklus:	Acon. – Bry. - Phos.		Bry. – Alum.	
	Bry. – Rhus-t. – Calc.			

Miasma: Psora, Sykose, Tuberkulose, (Krebs)

Antidote:	Acon.	Alum.	Ant-t.	Camph.	Cham.
	Chel.	Clem.	Coff.	Ferr.	Ferr-m.
	Ign.	Mur-ac.	Nux-v.	Puls.	Rhus-t.
	Seneg.				

Unverträglich: Calc. Sep.

Es antidotiert:	Alum.	Am-c.	Ang.	Ars.	Ars-i.
	Calc.	Chin.	Chlor.	Cina	Clem.
	Daph.	Frag.	Jug-c.	Lact-ac.	Mag-c.
	Malaria	Menis.	Merc.	Mez	Mur-ac.
	Ost.	Ran-b.	Rhod.	Rhus-t.	Rhus-v.
	Salol.	Scroph.	Seneg.		

Sonstiges:
- Psyche: Bewegungslosigkeit
- § 251 – Doppelgabe!
- §§ Nie Calc. nach Bry. geben, Rhus-t. zwischenschalten.
- Wenn Bry. angezeigt, aber nichts brachte: Asc-t.
- Seneg. steht zwischen Bry. und Rhus-t.
- Berb. steht zwischen Kali-c. und Bry.

Bufo rana (bufo) — Kröte

Komplementär:	Bufo	Calc.	Salam.	Sil.
Ähnlich:	Bar-c.	Graph.	Tarent.	

Miasma: Psora, Sykose, Tuberkulose, (Krebs)

Antidote:	Cub.	Lach.	Op.	Seneg.	
Sonstiges:	Oft starke Erstverschlimmerung.				

Cactus grandiflorus (cact.) — Königin der Nacht

Komplementär:	Ars. Sulph.	Dig.	Eup-per.	Lach.	Nux-v.
Folgen gut:	Acon. Nux-v.	Chin. Spong.	Dig. Sulph.	Eup-per.	Lach.
Ähnlich:	Acon.	Camph.	Chin.	Eup-per.	
Miasma:	Sykose				
Antidote:	Acon.	Camph.	Chin.	Eup-per.	
Es antidotiert:	Aml-ns.				

Cadmium metallicum (cadm-met.) — Metallisches Cadmium

Komplementär:	Calen.
Miasma:	Psora, Syphilis
Es antidotiert:	Alum.

Cadmium sulphuratum (cadm-s.) — Cadmiumsulfid

Folgen gut:	Alet.	Bell.	Carb-v.	Lob.	Nit-ac.
Ähnlich:	Ars.	Zinc.			
Miasma:	(Krebs)				

Cahinca (cahin.) — Schneebeere

Ähnlich:	Apoc.		
Antidote:	Colch.	Rhus-t.	Verat.

Caladium seguinum (calad.) — Schweigrohr, giftiger Aron

Komplementär:	Nit-ac.				
Folgen gut:	Acon. Hyos. Sel.	Canth. Ign. Sep.	Caps. Merc. Zing.	Carb-an. Nux-v.	Caust. Puls.

Ähnlich:	Caps.				
Miasma:	Sykose				
Antidote:	All-c.	Camph.	Caps.	Carb-v.	Hyos.
	Ign.	Merc-sul.	Nit-ac.	Zing.	
Unverträglich:	Arum-t.				
Es antidotiert:	Caps.	Merc.	Nit-ac.		

Calcarea acetica (calc-acet.) — Essigsaurer Kalk

Komplementär:	Camph.
Miasma:	Psora

Calcarea arsenicosa (calc-ar.) — Kalziumarsenit

Folgen gut:	Carb-v.	Con.	Glon.	Op.	Puls.
Miasma:	Psora, Sykose, Syphilis, Tuberkulose				
Antidote:	Carb-v.	Glon.	Puls.		
Es antidotiert:	Chin.				

Calcarea carbonica (calc.) — Austernschalenkalk

Komplementär:	Aeth.	Agar.	Arg-n.	Bar-c.	Bell.
	Bufo	Cham.	Chin.	Cina	Cupr.
	Cupr-act.	Dulc.	Graph.	Hep.	Ip.
	Lach.	Lyc.	Nit-ac.	Nux-m.	Nux-v.
	Phos.	Podo.	Puls.	Rhus-t.	Sil.
	Spig.	Sul-i.	Sulph.	Teucr.	Tub.
Folgen gut:	Agar.	Agn.	Alum.	Am-c.	Anac.
	Ang.	Aran.	Ars.	Aster.	Aur.
	Bar-c.	Bell.	Bism.	Bor.	Bry.
	Calc-f.	Calc-p.	Caust.	Chel.	Chin.
	Cocc.	Cupr.	Dros.	Dulc.	Fl-ac.
	Graph.	Ign.	Iod.	Ip.	Kali-bi.
	Kali-c.	Kali-n.	Kali-n.	Lyc.	Mag-m.
	Meny.	Merc.	Nat-c.	Nit-ac.	Nux-v.
	Petr.	Ph-ac.	Phos.	Plat.	Podo.
	Puls.	Rhus-t.	Sabin.	Sars.	Selen.
	Sep.	Sil.	Sulph.	Ther.	Tub.
Ähnlich:	Bar-c.	Sil.			
Akut:	**Bell.**	**Cham.**	**Rhus-t.**		
Chronisch:	Calc.				

Zyklus:	Arn. – Rhus-t. – Calc.			Sulph. – Calc. – Lyc.	
	Bell. – Calc. – Tub.			Bry. – Rhus-t. – Calc.	
	Rhus-t. – Calc. – Tub.			Dulc. – Calc.	
	Lyc. – Sulph. – Calc. – Lyc.			Rhus-t. – Calc. – Lyc.	
Miasma:	Psora, Sykose, Tuberkulose, (Krebs)				
Antidote:	Bism.	Bry.	Camph.	Chin.	Coff.
	Dig.	Hep.	Iod.	Ip.	Mez.
	Nit-ac.	Nit-s-d.	Nux-m.	Nux-v.	Sep.
	Sulph.	Vollbad			
Unverträglich:	Bar-c.	Bry.	Kali-bi.	Nat-c.	Nit-ac.
	Sulph.				
Es antidotiert:	Ant-c.	Agar.	Arg-n.	Bism.	Chin.
	Chinin.	Chinin-s.	Cop.	Cor-r.	Cupr.
	Dig.	Lach.	Merc.	Mez.	Nit-ac.
	Nit-s-d.	Op.	Ox-ac.	Phos.	Podo.
	Tub.				

Sonstiges:
- Psyche = Trägheit.
- Sanic. statt Calc. bei dünneren Kindern ohne Angst im Dunkeln.
- Zwischenmittel = Tub. (folgt oft auf Aur.)
- Wenn Bar-c., Calc., Sil. nichts brachten: Ambr.
- Bei Polypen All-c. vor Calc.

Calcarea fluorata (calc-f.)   Kalziumfluorid, Flußspat

Komplementär:	Carb-an.	Rhus-t.	Syph.		
Folgen gut:	Bry.	Calc-p.	Ferr.	Kali-m.	Nat-m.
	Ph-ac.	Sil.			
Ähnlich:	Graph.	Heda			
Miasma:	Psora, Syphilis, Tuberkulose				
Sonstiges:	Wenn Rhus-t. ungenügend erscheint, wirkt Calc-f. tiefer und länger.				

Calcarea phosphorica (calc-p.)   Kalziumhydrogenphosphat

Komplementär:	Bac.	Carb-an.	Chin.	Hep.	Nat-m.
	Ruta	Sulph.	Sul-i.	Tril.	Tub.
	Zinc.				
Folgen gut:	Calc.	Calc-f.	Iod.	Kali-m.	Nat-m.
	Phos.	Psor.	Rhus-t.	Sanic.	Sil.
	Sulph.	Sul-i.			

Ähnlich:	Carb-an. Chin. Nat-m. Ruta
Akut:	**Bac.**
Chronisch:	Calc-phos.
Miasma:	Psora, Sykose, Tuberkulose
Unverträglich:	Bar-c. Nat-m.
Es antidotiert:	Ferr. Puls. Tub.
Sonstiges:	▪ Wirkt am besten vor: Iod., Psor., Sanic., Sulph. ▪ Wirkt am besten nach: Ars., Iod., Tub., Puls. ▪ Verlängerte Erstverschlimmerung bis 20 Tage möglich. ▪ Calc-p. beendet Phos.-Kuren. ▪ Psyche: Stabilität (Calc.) und Wandel (Phos.)

Calcarea sulphurica (calc-s.) — Gefälltes Kalziumsulfat

Komplementär:	Kali-m.
Ähnlich:	Hep. Sil.
Miasma:	Psora, Sykose, Syphilis, Tuberkulose, (Krebs)
Es antidotiert:	Kali-m. Pyrog. Sil.

Calendula officinalis (calen.) — Ringelblume

Komplementär:	Hep. Sul-ac.
Folgen gut:	Arn. Ars. Bry. Hep. Nit-ac. Phos. Rhus-t.
Ähnlich:	Arn. Ars. Bry. Nit-ac. Phos. Rhus-t.
Miasma:	(Krebs)
Antidote:	Arn. Chel. Rheum
Unverträglich:	Arum-d. Arum-dru. Arum-i. Arum-m. Arum-t. Camph.
Es antidotiert:	Hep.
Sonstiges:	Zur Vorbeugung schwerer Eiterungen und von Wundsepsis.

Calotropis gigantea (calo.)   Mudarstrauch

Miasma:	Syphilis, Tuberkulose
Antidote:	Camph.

Camphora (camph.)   Kampfer

Komplementär:	Bar-c. (Op.)	Calc-ac.	Canth.	Carb-v.	Nat-m.
Folgen gut:	Ant-t.	Ars.	Bell.	Brom.	Canth.
	Cocc.	Dulc.	Glon.	Nux-v.	Op.
	Phos.	Rhus-t.	Sec.	Verat.	
Miasma:	Psora				
Antidote:	Am-m.	Anth.	Ant-t.	Cann-i.	Canth.
	Coff.	Cub.	Cupr.	Dulc.	Kali-n.
	Lyc.	Nit-s-d.	Opium	Phos.	Nit-ac.
Unverträglich:	Calen.	Cann-s.	Coff.	Kali-n.	Kali-m.
	Nit-s-d.	Sac-l.			
Es antidotiert:	Acon.	Aeth.	Agar.	Agn.	Aloe
	Alum.	Alumn.	Ambr.	Am-c.	Am-m.
	Anac.	Anthraci.	Apis	Arn.	Ars.
	Asar.	Asaf.	Aur.	Bar-c.	Berb.
	Bov.	Brom.	Bry.	Cact.	Calab.
	Calad.	Calc.	Calo.	Cann-i.	Cann-s.
	Canth.	Caps.	Carb-an.	Carb-v.	Cast.
	Cham.	Cic.	Cina	Cist.	Clem.
	Cocc.	Colch.		Coloc.	Crot-h.
	Cupr.	Cupr-ac.	Cycl.	Dig.	Dios.
	Dros.	Dulc.	Euph.	Euphr.	Gamb.
	Gins.	Glon.	Ham.	Haem.	Hell.
	Hom.	Hura.	Hydr-ac.	Hyos.	Ign.
	Ind.	Iod.	Ip.	Kali-br.	Kali-c.
	Laur.	Led.	Lob.	Lyc.	Mag-m.
	Mag-p.	Meny.	Meph.	Merc.	Mez.
	Mosch.	Mur-ac.	Nat-ar.	Nat-c.	Nat-m.
	Nat-p.	Nit-s-d.	Nit-ac.	Nux-m.	Nux-v.
	Ol-an.	Olnd.	Opium	Oxyg.	Par.
	Petr.	Ph-ac.	Phos.	Puls.	Pyrus.
	Ran-b.	Ran-s.	Rheum	Rhod.	Rhus-t.
	Rumx.	Ruta	Sabad.	Sabin.	Samb.
	Sars.	Squil.	Sec.	Seneg.	Sil.
	Spig.	Spong.	Staph.	Stram.	Stront.
	Stry.	Sul-ac.	Sulph.	Tab.	Tarax.
	Teucr.	Thuj.	Valer.	Verat.	Verb.
	Vesp.	Viol-o.	Viol-t.	Visc.	Zinc.

Cannabis indica (Cann-i.) — Haschisch

Komplementär:	Nit-ac.	Sulph.	Thuj.		
Folgen gut:	Apis	Arg-n.	Arn.	Bell.	Calc.
	Canth.	Coloc.	Euph.	Hyos.	Lyc.
	Meny.	Merc.	Merc-c.	Nat-m.	Nit-ac.
	Nux-v.	Op.	Puls.	Rhus-t.	Thuj.
	Verat.				
Ähnlich:	Nux-m.	Op.			
Miasma:	Sykose				
Antidote:	Apis	Bell.	Camph.	Merc-sul.	
Sonstiges:	§§ Abort 8. Monat.				

Cannabis sativa (cann-s.) — Hanf

Folgen gut:	Bell.	Hyos.	Lyc.	Nux-v.	Op.
	Puls.	Rhus-t.	Verat.		
Miasma:	Psora, Sykose				
Antidote:	Apis	Bell.	Camph.	Merc-sul.	Stry.
Unverträglich:	Camph.				

Cantharis vesicatoria (canth.) — Span. Fliege

Komplementär:	Apis	Arg-n.	Camph.	Kali-bi.	Merc-c.
	Sep.	Ter.			
Folgen gut:	Acon.	Apis	Ars.	Bell.	Calad.
	Camph.	Cann-s.	Iod.	Kali-bi.	Kali-j.
	Kali-n.	Laur.	Lyc.	Merc.	Phos.
	Puls.	Rheum.	Sep.	Sulph.	
Miasma:	Psora, Sykose				
Ähnlich:	Apis	Ars.	Merc-c.		
Antidote:	Acon.	Apis	Camph.	Caps.	Caust.
	Kali-n.	Laur.	Puls.	Rheum	Symph.
	Zitronensaft				
Unverträglich:	Coff.	Kaffee	Öl		
Es antidotiert:	Alkohol	Apis	Camph.	Essig	Tereb.

Capsicum annuum (caps.) — Cayennepfeffer, Paprika

Komplementär:	Bell. Sulph.	Lyc.	Nat-m.	Puls.	Sil.
Folgen gut:	Arn. Cina Nux-v.	Bell. Ign. Puls.	Calad. Lyc. Sil.	Cham. Merc-c. Sul-ac.	Chin. Nat-m. Sulf.
Ähnlich:	Canth.				
Akut:	Caps.				
Chronisch:	Nat-m.				
Zyklus:	Caps. – Kali-bi. – Caps. – Sil.				
Miasma:	Psora, Sykose				
Antidote:	Calad. Sul-ac.	Camph. Sulph.	Chin.	Cina	Cinch.
Es antidotiert:	Alkohol Chin. Coff-t. Opium	Bism. Chinin Dulc.	Calad. Cina Kaffee	Canth. Cocc. Lach.	Cass. Coff. (Merc.)

Carbo animalis (carb-an.) — Tierkohle

Komplementär:	Calc-p.				
Folgen gut:	Ars. Nit-ac. Sep.	Aster. Nux-v. Sil.	Bell. Phos. Sulph.	Bry. Puls. Thuj.	Carb-v. Rhod. Verat.
Ähnlich:	Calc-f.	Graph.			
Miasma:	Psora, Sykose, Syphilis, Tuberkulose, (Krebs)				
Antidote:	Ars. Nux-v.	Camph. Wein	Coff.	Essig	Lach.
Unverträglich:	Carb-v.				
Es antidotiert:	Chinin	Ziz.			

Carbo vegetabilis (carb-v.) — Holzkohle

Komplementär:	Aesc. Cic. Lach. Verat.	Ars. Cist. Lyc.	Camph. Crot-h. Mur-ac.	Caust. Dros. Phos.	Chin. Kali-c. Sep.

Folgen gut:	Acon.	Arg-n.	Ars.	Bry.	Carb-an.
	Chin.	Dros.	Dulc.	Ferr.	Ign.
	Ip.	Kali-c.	Lach.	Lyc.	Merc.
	Nat-m.	Nat-s.	Nit-ac.	Nux-v.	Op.
	Petr.	Ph-ac.	Puls.	Rhod.	Sep.
	Sulph.	Verat.			
Ähnlich:	Am-c.	Ars.	Colch.	Graph.	Lyc.
Akut:	Carb-v.				
Chronisch:	Caust.				
Miasma:	Psora, Sykose, Syphilis, Tuberkulose, (Krebs)				
Antidote:	Ambr.	Ars.	Camph.	Caust.	Chin.
	Coff.	Dulc.	Ferr.	Kaffee	Lach.
	Merc-sul.	Nat-m.	Nit-s-d.	Puls.	
Unverträglich:	Carb-an.	Caust.	Kreos.		
Es antidotiert:	Anthraci.	Apis	Ars.	Calad.	Calc-ar.
	Chin.	Chinin-s.	Kreos.	Lach.	Merc.
	Nat-m.	Nat-p.	Nit-s-d.	Slag	Tarent.
	Wein				

Carbolicum acidum (carb-ac.)   Karbolsäure, Phenol

Ähnlich:	Kreos.				
Miasma:	Sykose, Tuberkulose, (Krebs)				
Antidote:	Alkohol	Calc.	Essig	Iod.	Milch
	Nat-s.				
Unverträglich:	Glyco.	Pflanzenöle			
Es antidoiert:	Anhraci.	Apis	Ars.		

Carcinosinum (carc.)   Krebs-Nosode

Komplementär:	Puls.				
Folgen gut:	Alum.	Ars.	Ars-i.	Bell-p.	Calc.
	Calc-p.	Dios.	Dys-co.	Graph.	Lach.
	Lyc.	Med.	Nat-m.	Nat-s.	Nit-ac.
	Nux-v.	Op.	Phos.	Psor.	Puls.
	Sep.	Staph.	Syph.	Thuj.	Tub.
Miasma:	Psora, Sykose, Syphilis, Tuberkulose, (Krebs)				

Sonstiges:
- Nachdem Tub. angezeigt war, aber nichts oder zu wenig brachte.
- Nach Carc.-Gabe wird oft langes Weinen ausgelöst.
- Oft Komplementärmittel zu Puls.
- Psyche = Helfersyndrom. Identitätsverlust.

Castor eqi (castor-eq.) — Rud. Daumennagel d. Pferdes

Antidote:	Hep.	Thuj.

Castoreum canadense (castm.) — Bibergeil

Miasma:	Sykose			
Antidote:	Colch.	Camph.	Op.	Pflanzensäuren
Es antidoiert:	Chinin-s.			

Caulophyllum thalictroides (caul.) — Frauenwurzel

Ähnlich:	Cimic.	Puls.	Sep.
Miasma:	Sykose, Syphilis		
Unverträglich:	Coff.		
Es antidotiert:	Cimic.		

Causticum Hahnemanni (caust.) — Ätzstoff

Komplementär:	Acon.	Alum.	Am-c.	Ars.	Asaf.
	Asar.	Calc-f.	Carb-v.	Coloc.	Cupr.
	Graph.	Ign.	Kali-p.	Lach.	Merc-c.
	Petros.	Podo.	Puls.	Rhus-t.	Sep.
	Stann.	Staph.	Sulph.		
Folgen gut:	Ant-t.	Arg-n.	Arum-t.	Asaf.	Bell.
	Bry.	Calc.	Carb-v.	Clem.	Cocc.
	Coff.	Coloc.	Cupr.	Gels.	Graph.
	Guaj.	Hep.	Ign.	Kali-bi.	Kali-i.
	Kreos.	Lach.	Lyc.	Nat-c.	Nit-ac.
	Nux-v.	Phos.	Plat.	Plb.	Puls.
	Rhod.	Rhus-t.	Ruta	Sep.	Sil.
	Stann.	Sul-ac.	Sulph.		
Ähnlich:	Gels.	Kali-bi.	Phos.	Rhus-t.	Sep.
Akut:	Carb-v.	Coloc.	Phos.		
Chronisch:	Caust.				

Zyklus:	Caust. – Coloc. – Staph.			Coloc. – Caust. – Staph.	
	Coloc. – Staph. – Caust.				
Miasma:	Psora, Sykose, Syphilis, Tuberkulose, (Krebs)				
Antidote:	Ant-t.	Asaf.	Cham.	Coff.	Coloc.
	Dulc.	Euphr.	Grat.	Guaj.	Kali-bi.
	Kali-n.	Ni-s-d.	Nux-v.	Pip-m.	
Unverträglich:	Acet-ac.	Acids.	Cham.	Cocc.	Coff.
	Kaffee	Kali-n.	Nux-v.	Phos.	Säuren
Es antidotiert:	Am-m.	Asaf.	Canth.	Carb-v.	Cham.
	Chin.	Coloc.	Euphr.	Grat.	Guaj.
	Hipp.	Lyc.	Merc.	Ni-s-d.	Plb.
	Quecksilber	Schwefel	Seneg.	Sulph.	
Sonstiges:	Psyche = der Idealist.				

Ceanothus americanus (cean.) — Säckelblume, Jersey-Tee

Komplementär:	Myrt-c.	Nat-m.		
Folgen gut:	Berb.	Con.	Myric.	Querc.
Ähnlich:	Chin.			
Miasma:	Syphilis			
Antidote:	Nat-m.			

Cedron (cedr.) — Klapperschlangenbohne

Komplementär:	Aran.	
Ähnlich:	Aran.	
Miasma:	Sykose	
Antidote:	Bell.	Lach.
Es antidotiert:	Chin.	Lach.

Cenchris contortrix (cench.) — Mokassinschlange, Grubenotter

Antidote:	Am-c.	Cham.
Es antidotiert:	Morph.	Puls.

Chamomilla (cham.) — Echte Kamille, Mutterkraut

Komplementär:	Bell.	Calc.	Grat.	Mag-c.	Nux-v.
	Puls.	Sanic.	Sil.		

Folgen gut:	Acon.	Alum.	Apis	Arn.	Ars.
	Bell.	Bor.	Bry.	Cact.	Calc.
	Caps.	Chin.	Cina	Cocc.	Coff.
	Coloc.	Con.	Form.	Hep.	Ign.
	Ip.	Kreos.	Lyc.	Mag-c.	Merc.
	Nux-v.	Petr.	Puls.	Rheum.	Rhus-t.
	Sep.	Sil.	Stram.	Sulph.	Valer.

Ähnlich:	Nux-v.	Staph.

Akut:	**Cham.**	
Chronisch:	Sanic.	Calc.

Zyklus: Cham. – Grat.

Miasma: Psora, Sykose, Tuberkulose

Antidote:	Acon.	All-c.	Alum.	Bor.	Camph.
	Caust.	Chin.	Cocc.	Coff-c.	Coloc.
	Com.	Con.	Ign.	Kaffee	Merc.
	Nux-v.	Puls.	Valer.	Wein	Weingeist

Unverträglich:	Caust.	Nux-v.	Phos.	Zinc.

Es antidotiert:	Acon.	All-c.	Alumn.	Alum.	Ars.
	Borax	Bry.	Chel.	Cench.	Chinin-s.
	Clem.	Cocc.	Coff.	Coloc.	Cupr.
	Dios.	Elaps	Hep.	Hyper.	Ign.
	Kaffee	Kali-n.	Kreos.	Lach.	Lyc.
	Mag-c.	Mag-p.	Merc.	Narkotika	Nux-v.
	Opium	Phos.	Puls.	Ranb.	Rheum.
	Senn.	Sulph.	Thuj.	Valer.	

Sonstiges:
- Gemütsruhe ist Gegenindikation.
- Cham. wirkt bei Kinderkrankheiten mehr auf die Abdominalnerven, Bell. mehr auf die Hirnnerven.
- Muß oft lange gegeben werden, um Stabilität zu bringen.
- Psyche: unruhige Reizbarkeit. „Ich kann es nicht ertragen."

Chelidonium majus (chel.) — Schöllkraut

Komplementär:	Ars.	Bry.	Lyc.	Merc-d.	Nat-n.
	Sulph.				

Folgen gut:	Acon.	Ars.	Bry.	Calc.	Cham.
	Coff.	Cor-r.	Ip.	Led.	Lyc.
	Merc.	Nux-v.	Puls.	Sep.	Spig.
	Sulph.				

Ähnlich:	Bry.	Kali-bi.	Merc.	Op.	
Miasma:	Psora, (Krebs)				
Antidote:	Acon.	All-c.	Acids	Camph.	Ceph.
	Cham.	Coc-c.	Coff.	Kaffee	Säuren
	Wein				
Unverträglich:	Bry.				
Es antidotiert:	Ang.	Calen.	Chinin-s.	Bry.	Tarent.

Chimaphila umbellata (chim.) — Winterlieb

Komplementär:	Kali-m.
Ähnlich:	Berb. Coc-c. Sabal.
Miasma:	Sykose, Syphilis

China officinalis (chin.) — Chinarindenbaum

Komplementär:	Acet-ac.	Arn.	Ars.	Bell.	Calc.
	Calc-p.	Carb-v	Ferr.	Ip.	Kali-c.
	Lach.	Led.	Lyc.	Merc.	Nat-m.
	Ph-ac.	Phos.	Psor.	Puls.	Sulph.
	Sumb.	Teucr.	Tub-b.	Verat.	
Folgen gut:	Acet-ac.	Am-c.	Ant-t.	Apis	Aran.
	Arn.	Ars.	Asaf.	Bell.	Bry.
	Calc.	Calc-p.	Caps.	Carb-v.	Caust.
	Cham.	Cina	Cupr.	Cycl.	Dig.
	Eup-per.	Ferr.	Fl-ac.	Hell.	Iod.
	Ip.	Lach.	Led.	Lyc.	Mang.
	Meny.	Merc.	Mill.	Nat-c.	Nat-m.
	Nux-m.	Nux-v.	Ph-ac.	Phos.	Plb.
	Puls.	Rhus-t.	Samb.	Sep.	Stann.
	Sul-ac.	Sulph.	Verat.		
Ähnlich:	Carb-v.				
Chronisch:	Chin.				
Miasma:	Psora, Sykose				
Antidote:	Apis	Aran.	Arn.	Asaf.	Ars.
	Bar-c.	Bell.	Brom.	Bry.	Calc.
	Calc-ars.	Caps.	Carb-an.	Carb-v.	Caust.
	Cedr.	Cina	Eup-per.	Ferr.	Hep.

	Ip.	Lach.	Led.	Lyc.	Meny.
	Merc.	Nat-c.	Nat-m.	Nux-v.	Op.
	Puls.	Rhus-t	Salbei	Salv.	Sep.
	Sulph.	Tee	Thea	Verat.	
Unverträglich:	Dig.	Kreos.	Led.	Salbeitee	Sec.
	Sel.	Psor.			
Es antidotiert:	Ant-t.	Anth.	Anhraci.	Arn.	Ars.
	Asaf.	Aur.	Cac.	Calc-c.	Caps.
	Carb-v.	Cham.	Cina	Cinnb.	Coff.
	Cupr.	Cupr-ac.	Dig.	Ferr.	Ferr-p.
	Gels.	Graph.	Ham.	Hell.	Hyos.
	Iod.	Ip.	Kali-i.	Kali-p.	Lach.
	Lyc.	Malaria	Menis.	Merc.	Nat-c.
	Pall.	Puls.	Sulph.	Tee	Vera.
	Visc.				

Sonstiges:
- §§ nicht bei Digitalis-Patienten, V.-Angst.
- Psyche = Empfindsamkeit.
- Nützlich bei Folgen von exzessiven Teegenuß.
- Folgen von Säfteverlusten: Blut, Samen, Stillen, Schweiß, Durchfall, Blutung...
- Ph-ac. wirkt gut vor oder nach Chin.

Chinin (chinin-pur) — Chinin

Antidote:	Aran.	Ars.	Calc.	Caps.	Ferr.
	Hep.	Lach.	Meny.	Nat-m.	Parth.
	Verat.				

Chininum arsenicosum (chinin-ar.) — Chininarsenit

Komplementär:	Ferr.	Nat-m.	Sep.		
Ähnlich:	Carb-v.				
Miasma:	Syphilis				
Antidote:	Arn.	Ars.	Calc.	Carb-v.	Ferr.
	Hep.	Lach.	Nat-m.	Puls.	
Es antidotiert:	Ferr.				

Chininum muriaticum (chinin-m.) — Chininhydrochlorid

Antidote:	Ferr-ox.

Chininum sulphuricum (chinin-s.) — Neutrales Chininsulfat

Ähnlich: Chin.

Antidote:
Am-m.	Ang.	Ant-t.	Aran.	Arn.
Ars.	Bell.	Bism.	Calc.	Carb-v.
Castm.	Cham.	Chel.	Cic.	Coff.
Dig.	Ferr.	Hep.	Ign.	Ip.
Lach.	Merc.	Mosch.	Nat-m.	Nux-m.
Nux-v.	Op.	Parth.	Puls	Sulph.
Verat.				

Es antidotiert: Ars.   Iod.

Sonstiges: Hochpotenz kann unterdrückte Malaria auslösen.

Chloralum hydratum (chlol.) — Chloralhydrat

Antidote:
Am-caust.	Ammc.	Atro.	Curare	Dig.
Electr.	Mosch.			

Es antidotiert: Calad.

Chloroformum (chlf.) — Chloroform

Antidote: Aml-ns.   Ip.   Weinbrand

Es antidotiert: Phos.   Strychnin

Chlorum (chlor.) — Chlor

Antidote:
Albumin	Bry.	Ip.	Lyc.	Meph.
Plb-ac.				

Es antidotiert: Chol.   Hydr-ac.

Chromicum acidum (chr-ac.) — Chromsäurenanhydrid

Antidote: Daph.   Merc-c.   Rhus-t.

Cicuta virosa (cic.) — Wasserschierling

Komplementär:
Bell.	Carb-v.	Cupr-ac.	Ferr.	Kali-c.
Sulph.				

Folgen gut:
Arn.	Bell.	Dulc.	Hep.	Lyc.
Merc.	Op.	Puls.	Rhus-t	Sep.
Stram.	Verat.			

Ähnlich:	Cupr.	Stry.			
Miasma:	Psora, Sykose, Tuberkulose, (Krebs)				
Antidote:	Arn.	Camph.	Coff.	Kaffee	Cupr-ars.
	Op.	Sep.	Sul-ac.	Tab.	Tabak
Unverträglich:	Aeth.	Chinin-s	Cupr-ac.		
Es antidotiert:	Arn.	Coff.	Cupr.	Op.	

Cimicifuga racemosa (cimic.) — Wanzenkraut

Folgen gut:	Cupr.				
Ähnlich:	Act-sp.	Bapt.	Bry.	Caul.	Gels.
	Ign.	Puls.			
Miasma:	Sykose				
Antidote:	Acon.	Bapt.	Camph.	Caul.	Gels.
	(Lycps.)	Puls.			
Es antidotiert:	Lycps.				
Sonstiges:	§§ Abort 2., 3. Monat.				

Cina maritima (cina) — Wurmsamen, Zitwerblüten

Komplementär:	Calc.	Dros.	Rat.	Sil.	Sul-i.
	Sulph.				
Folgen gut:	Bell.	Calc.	Caps.	Chin.	Dros.
	Hyos.	Ign.	Merc.	Nux-v.	Phos.
	Pip-m.	Plat.	Puls.	Rhus-t.	Sil.
	Stann.	Verat.			
Ähnlich:	Cham.	Nat-p.			
Miasma:	Psora				
Antidote:	Arn.	(Bry.)	Camph.	Caps.	Chin.
	Dros.	Eup-per.	(Hyos.)	Ip.	Nat-m.
	Pip-n.	Verat.			
Es antidotiert:	Arg-n.	Caps.	Chin.	Merc.	Valer.

Cinnabaris (cinnb.) — Zinnober

Komplementär:	Thuj.
Ähnlich:	Merc.
Miasma:	Psora, Sykose, Syphilis
Antidote:	Chin. Hep. Nit-ac. Op. Sulph. Salz
Es antidotiert:	Aur-m.

Cinnamomum ceylanicum (cinnm.) — Ceylon-Zimt

Miasma:	(Krebs)
Antidote:	Acon.
Es antidotiert:	Op.

Cistus canadensis (cist.) — Sonnenröschen

Komplementär:	Bell. Carb-v. Mag-c. Magnesium Phos.
Folgen gut:	Bell. Carb-v. Mag-c. Phos. Rhus-t. Sep.
Ähnlich:	Calc. Helo. Hep.
Miasma:	Psora, Tuberkulose, (Krebs)
Antidote:	Camph. Rhus-t. Sep.
Unverträglich:	Coff. Kaffee
Sonstiges:	Oft angezeigt, nachdem Calc. versagte.

Citrus limonum (cit-l.) — Zitronensaft

Komplementär:	Bell.
Miasma:	(Krebs)
Antidote:	Acon. Asar. Dat. Euph. Hep. Sep.
Es antidotiert:	Acon. Euph. Hyos. Stram.

Clematis erecta (clem.) — Steife Waldrebe

Komplementär:	Merc.				
Folgen gut:	Bry.	Calc.	Cham.	Graph.	Merc.
	Rhod.	Rhus-t.	Sep.	Sil.	Sulph.
Ähnlich:	Phos.	Rhod.	Staph.		
Miasma:	Psora, Sykose, Syphilis, (Krebs)				
Antidote:	Anac.	Bry.	Camph.	Cham.	Crot-t.
	Cupr.	Ign.	Nux-v.	Ran-b.	Rhus-t.
Unverträglich:	Coff.				
Es antidotiert:	Anac.	Bry.	Merc.	Rhod.	Rhus-t.
	Rhus-v.	Tab.			

Cobaltum metallicum (cob.) — Kobalt

Ähnlich:	Eup-per.
Miasma:	Sykose, Syphilis
Es antidotiert:	Kaliumzyanid

Coca (coca) — Blätter des Kokastrauches

Komplementär:	Fl-ac.
Ähnlich:	Cann-i.
Miasma:	Psora, Tuberkulose
Antidote:	Gels.
Sonstiges:	Höhenkrankheit

Cocculus indicus (cocc.) — Kockelsamen

Komplementär:	Ip.	Petr.			
Folgen gut:	Agar.	Ant-t.	Ars.	Bell.	Bism.
	Calc.	Cham.	Cupr.	Hep.	Ign.
	Ip.	Kali-c.	Lyc.	Mosch.	Nux-m.
	Nux-v.	Olnd.	Op.	Puls.	Rhus-t.
	Sulph.				

Ähnlich:	Gels.	Ign.			
Miasma:	Psora, Tuberkulose				
Antidote:	Camph.	Bism.	Caps.	Cham.	Coff.
	Coloc.	Cupr.	Ign.	Jod.	Lach.
	Merc.	Merc-sul.	Nux-v.	Olnd.	Ph-ac.
	Gels.	Staph.	Tab.		
Unverträglich:	Caust.	Coff.	Kaffee		
Es antidotiert:	Alkohol	Ant-t.	Aur.	Cham.	Colch.
	Cupr.	Ign.	Nux-v.	Petr.	Plb.
	Spig.	Tab.	Thuj.	Yuc.	

Coccus cacti (coc-c.)   Conchenillen-Laus

Ähnlich:	Apis	Berb.	Lach.	Phos.
Miasma:	Psora, Sykose			
Es antidotiert:	Chel.			

Cochlearia armoracia (coch.)   Meerrettich

Miasma:	Sykose
Antidote:	Wacholderbeeren

Coffea cruda (coff.)   ungeröstete Kaffeebohnen

Komplementär:	Acon.	Ign.	Puls.		
Folgen gut:	Acon.	Agar.	Anac.	Ars.	Aur.
	Bell.	Bor.	Brom.	Caps.	Cham.
	Chin.	Coloc.	Con.	Fl-ac.	Ign.
	Lyc.	Mag-c.	Merc.	Mosch.	Nux-v.
	Op.	Puls.	Sulph.	Teucr.	Valer.
	Verat.				
Ähnlich:	Coca	Ign.	Op.		
Akut:	Coff.				
Chronisch:	Nat-m.				
Miasma:	Psora				
Antidote:	Acet-ac.	Acon.	Am-m.	Arn.	Aspar.
	Bell.	Caps.	Cham.	Chin.	Cic.
	Essig	Grat.	Ign.	Merc.	Merc-sul.
	Nux-v.	Op.	Puls.	Sulph.	Tab.

Unverträglich:	Antip.	Arg-n.	Aster.	Aur-m-n.	Bov.
	Camph.	Canth.	Caul.	Caust.	Cist.
	Clem.	Cocc.	Hell.	Ign.	Lac-ac.
	Lyc.	Mill.	Stram.	Vinc.	

Es antidotiert:	Acon.	Agar.	Ambr.	Am-m.	Amyg.
	Anac.	Anag.	Ananth.	Ang.	Arn.
	Aur.	Bell.	Bor.	Bry.	Calc.
	Camph.	Carb-an.	Carb-v.	Caust.	Cham.
	Chel.	Chinin-s.	Cic.	Cocc.	Coff-t.
	Coloc.	Con.	Crot-h.	Cupr.	Cupr-ac.
	Cycl.	Eucal.	Eug.	Fago.	Gamb.
	Gels.	Glon.	Hipp.	Hydr-ac.	Ign.
	Iod.	Ip.	Kali-c.	Lach	Lact-v.
	Laur.	Led.	Lup.	Lyc.	Manc.
	Mang.	Merc.	Morph.	Morph-s.	Mosch.
	Nat-n.	Nux-v.	Op.	Par.	Ph-ac.
	Phos.	Phys.	Phyt.	Psorin und	Autopsorine
	Puls.	Ran-s.	Rhus-t.	Stann.	Stram.
	Stry.	Sulph.	Strychnin	Tab.	Thuj.
	Valer.	Verat.			

Sonstiges: Psyche = Schärfung aller Sinne. Sprühende Lebendigkeit.

Coffea tosta (coff-t.) — gerösteter Kaffee

Antidote: Caps. Coff.

Es antidotiert: Bruc.

Colchicum autumnale (colch.) — Herbstzeitlose

Komplementär:	Ars.	Benz-ac.	Spig.		
Folgen gut:	Ars.	Bell.	Benz-ac.	Carb-v.	Cocc.
	Fl-ac.	Led.	Merc.	Merc-sul.	Nux-v.
	Op.	Puls.	Rhus-t.	Sep.	Spig.
	Tab.				
Ähnlich:	Ars.	Carb-v.	Verat.		

Miasma: Psora, Sykose, Syphilis

Antidote:	Bell.	Camph.	Cocc.	Essig	Honig
	Led.	Nux-v.	Puls.	Spig.	Sulph.
	Tab.	Thuj.	Zucker		

Unverträglich: Acet-ac. Essig

Es antidotiert:	Brom.	Castm.	Dig.	Plat.	Thuj.
Sonstiges:	■ Gut angezeigt, wenn Nux-v. oder Lyc. gebessert haben. ■ Wenn Colch. versagt, Benz-ac. versuchen.				

Collinsonia canadensis (coll.) — Grießwurzel

Folgen gut:	Aesc.	Aloe	Con.	Nux-v.
Ähnlich:	Lycps.	Nux-v.	Sulph.	
Antidote:	Aesc.	Nux-v.		

Colocynthis (coloc.) — Koloquinte

Komplementär:	Caust. Staph.	Kali-c.	Lyc.	Merc.	Merc-sul.
Folgen gut:	Bell. Coff. Nux-v. Sec.	Bry. Mag-c. Op. Spig.	Cann-s. Merc. Phyt. Staph.	Caust. Merc-c. Puls.	Cham. Merc-sul. Rheum.
Ähnlich:	Staph.				
Akut:	Coloc.				
Chronisch:	Bry.	Caust.	Mag-p.		
Zyklus:	Caust. – Coloc. – Staph. Coloc. – Staph. – Caust.			Coloc. – Caust. – Staph.	
Miasma:	Psora, Sykose				
Antidote:	Camph. Kaffee	Caust. Nux-v.	Cham. Op.	Cocc. Staph.	Coff.
Es antidotiert:	Anag. Podo.	Caust. Rheum.	Cham.	Gamb.	Mag-c.
Sonstiges:	Kolik				

Comocladia dentata (com.) — Guao-Baum

Es antidotiert:	Cham.

Conium maculatum (con.) — Gefleckter Schierling

Komplementär:	Bar-m.	Nux-v.	Phos.	Sil.	
Folgen gut:	Agn.	Anac.	Ant-t.	Arg-n.	Arn.
	Ars.	Ars-i.	Aster.	Bell.	Calc.
	Calc-ar.	Chin.	Cic.	Coff.	Cupr.
	Cycl.	Dig.	Dros.	Gels.	Lach.
	Lyc.	Nit-ac.	Nux-v.	Phos.	Psor.
	Puls.	Rhus-t.	Sep.	Stram.	Sulph.
	Sul-ac.	Tab.	Valer.		
Ähnlich:	Arn.	Bar-c.	Calc-f.	Caust.	Gels.
	Iod.				
Miasma:	Psora, Sykose, Syphilis, Tuberkulose, (Krebs)				
Antidote:	Coff.	Dulc.	Kaffee	Merc-sul.	Nit-ac.
	Nit-s-d.	Sulph.	Wein		
Unverträglich:	Psor.				
Es antidotiert:	Ant-t.	Bell.	Cham.	Cupr.	Cupr-ac.
	Merc.	Nat-m.	Nit-ac.	Nit-s-d.	Op.
	Rumx.	Sabad.	Sulph.		

Convalaria majalis (conv.) — Maiglöckchen

Es antidotiert:	Tab.

Copaiva officinalis (cop.) — Kopai-Baum

Komplementär:	Benz-ac.	Sep.			
Miasma:	Sykose, Syphilis				
Antidote:	Bell.	Calc.	Merc.	Merc-c.	Sep.
	Sulph.				
Unverträglich:	Sep.				
Es antidotiert:	Benz-ac.				

Corallium rubrum (cor-r.) — Edelkoralle

Komplementär:	Sulph.
Folgen gut:	Sulph.

Ähnlich:	Coc-c.				
Miasma:	Syphilis				
Antidote:	Calc.	Merc-sul.			
Es antidotiert:	Merc.				

Crocus sativus (croc.) Safran

Komplementär:	Nux-v.	Puls.	Sulph.	Thuj.	
Folgen gut:	Acon.	Bell.	Chin.	Nux-v.	Op.
	Plat.	Puls.	Sulph.		
Ähnlich:	Calen.	Ign.	Tarent.		
Miasma:	Psora, Sykose				
Antidote:	Acon.	Bell.	Kaffee	Op.	
Sonstiges:	§§ Abort 1. und 3. Monat.				

Crotalus cascavella (crot-c.) Scheuer-Klapperschlange

Komplementär:	Lach.

Crotalus horridus (crot-h.) Wald-Klapperschlange

Komplementär:	Bapt.	Carb-v.	Lach.	Lycps.
Ähnlich:	Lach.	Sul-ac.		
Miasma:	Psora, Sykose, Syphilis, Tuberkulose, (Krebs)			
Antidote:	Alkohol	Am-caust.	Am-m.	Camph.
	Coff.	Kaffee	Lach.	Op.
Es antidotiert:	Meph.			
Sonstiges:	§§ Abort 6. Monat.			

Croton tiglium (crot-t.) Purgierkörner

Komplementär:	Sulph.		
Folgen gut:	Ant-t.	Kali-br.	Rhus-t.

Ähnlich:	Rhus-t.				
Miasma:	Psora, Sykose				
Antidote:	Anac.	Ant-t.	Clem.	Ran-b.	Rhus-t.
Es antidotiert:	Anac.	Ran-b.	Rhus-t.	Sulph.	

Cubeba officinalis (cub.) — Kubebenpfeffer

Miasma:	Sykose	
Es antidotiert:	Bufo	Camph.

Cundurango (cund.) — Geierpflanze

Komplementär:	Lach.
Miasma:	Syphilis, Tuberkulose, (Krebs)

Cuprum aceticum (cupr-act.) — Kupferacetat

Komplementär:	Calc. Zinc.	Cic.	Gels.	Hyos.	Stram.
Miasma:	Sykose, (Krebs)				
Antidote:	Aur. Cocc. Merc.	Bell. Con. Nux-v.	Camph. Dulc. Sacch.	Chin. Hep.	Cic. Ip.

Cuprum metallicum (cupr.) — Kupfer

Komplementär:	Ars. Ip. Phos.	Bell. Kali-p. Sec.	Calc. Lach. Stram.	Caust. Laur. Ter.	Iod. Op. Verat.
Folgen gut:	Apis Caust. Con. Ip. Nit-ac. Puls. Verat.	Arn. Cham. Dulc. Kali-n. Nux-v. Sep. Zinc.	Ars. Chin. Hep. Lyc. Op. Sil.	Bell. Cic. Hyos. Meny. Ph-ac. Stram.	Calc. Cocc. Ign. Merc. Phyt. Sulph.
Ähnlich:	Verat.				

Akut:	Ip.				
Chronisch:	Cupr.				

Miasma: Psora, Syphilis, (Krebs)

Antidote: Aur. Bell. Calc. Cham. Camph.
Chin. Cic. Cocc. Con. Dulc.
Ferr. Hep. Ip. Merc. Nux-v.
Puls. Rhus-t. Sacch. Squil. Stram.
Sulph. Verat.

Es antidotiert: Aur. Clem. Cocc. Dulc. Ferr.
Merc. Op. Rhus-t. Tarent.

Sonstiges:
- Psyche: Verkrampfung. Grundlose Schuldgefühle.
- Krämpfe und Spasmen.

Cuprum sulfuricum (cupr-s.) — Kupfersulfat

Miasma: Syphilis

Antidote: Milch   Eier

Es antidotiert: Phosphor

Curare woorari (cur.) — Pfeilgift (a. Strychnosarten)

Miasma: (Krebs)

Antidote: Brom.   Chlor.   Tab.

Es antidotiert: Chlol.   Strychnin   Upa.

Cyclamen europaeum (cycl.) — Alpenveilchen

Folgen gut: Coff.   Con.   Phos.   Puls.   Rhus-t.
Sep.   Sulph.

Ähnlich: Puls.

Miasma: Psora, Sykose

Antidote: Camph.   Coff.   Kaffee   Puls.

Daphne indica (daph.) — Seidelbast

Miasma:	Psora
Antidote:	Bry. Dig. Rhus-t. Sep. Sil. Zinc.
Es antidotiert:	Chr-ac. Merc.

Digitalis purpurea (dig.) — Roter Fingerhut

Komplementär:	Acet-ac.	Cact.	Myris.		
Folgen gut:	Acet-ac.	Apis	Acet-ac.	Ars.	Bell.
	Bry.	Calc.	Cham.	Chin.	Con.
	Glon.	Lyc.	Merc.	Nit-ac.	Nux-v.
	Op.	Ph-ac.	Phos.	Plat.	Puls.
	Sep.	Serp.	Spig.	Squil.	Sul-ac.
	Sulph.	Verat.			
Ähnlich:	Glon.	Spig.			
Miasma:	Psora, Sykose				
Antidote:	Aether	Alkohol	Apis	Ars.	Calc.
	Camph.	Chin.	Colch.	Essig	Milch
	Nit-ac.	Nux-v.	Op.	Pflanzensäuren	
	Serp.	Wein	Saures		
Unverträglich:	Chin.	Ferr.	Nit-s-d.	Stroph.	
Es antidotiert:	Calc.	Chinin-s.	Cloral.	Daph.	Gels.
	Myrt-c.	Nux-v.	Op.	Phyt.	Wein

Dioscorea villosa (dios.) — Zottige Yamswurzel

Ähnlich:	Coloc.	Mag-c.	
Antidote:	Camph.	Cham.	Verat.

Dolichos pruriens (dol.) — Juckbohne

Antidote:	Acon.
Sonstiges:	Acon. muß in Fällen von Zahnung mit Fieber vor Dol. gegeben werden, um Fieberkrämpfe zu vermeiden.

Doryphora decemlinata (dor.) — Kartoffelkäfer

Miasma:	Sykose
Antidote:	Essig Pflanzensäuren Stram. Wein

Drosera rotundifolia (dros.) — Rundblättriger Sonnentau

Komplementär:	Carb-v.	Cina	Nux-v.	Sulph.	Verat.
Folgen gut:	Calc.	Cina	Con.	Graph.	Hep.
	Ip.	Meny.	Meph.	Nux-v.	Puls.
	Sep.	Spong.	Sulph.	Verat.	
Ähnlich:	Coc-c.	Cor-r.			
Miasma:	Psora, Tuberkulose				
Antidote:	Camph.				
Es antidotiert:	Cina				

Duboisinum (dub.) — Korkholzbaum

Antidote:	Kaffee Zitrone

Dulcamara (dulc.) — Bittersüß

Komplementär:	Alum.	Bar-c.	Calc.	Kali-c.	Kali-s.
	Lyc.	Merc.	Nat-s.	Sulph.	
Folgen gut:	Acon.	Agar.	Ars.	Bad.	Bell.
	Bry.	Calc.	Cic.	Cupr.	Ip.
	Kali-c.	Led.	Lyc.	Merc.	Nux-v.
	Ph-ac.	Phyt.	Puls.	Rhus-t.	Sep.
	Sulph.				
Ähnlich:	Rhus-t.				
Miasma:	Psora, Sykose, Tuberkulose, (Krebs)				
Antidote:	Camph.	Caps.	Cupr.	Essig	Ip.
	Kali-c.	Merc.	Merc-sul.		
Unverträglich:	Acet-ac.	Bell.	Lach.		
Es antidotiert:	Bar-c.	Camph.	Caust.	Con.	Cupr.
	Cupr-ac.	Ip.	Kali-n.	Merc.	Nat-s.
Sonstiges:	■ Wenn Dulc. bei Allergie versagt: Ambro.				
	■ Psyche = Besitzergreifend. Engstirnig.				

Elaeis guineensis (elae.) — Aouara, afrik. Ölpalme

Ähnlich:	Lach.				
Antidote:	Alkohol	Ars.	Camph.	Caps.	Cupr.
	Ip.	Kali-c.	Merc-sul.		

Elaps corallinus (elaps.) — Korallenotter

Komplementär:	Bapt.		
Ähnlich:	Crot-h.	Helo.	
Miasma:	(Krebs)		
Antidote:	Alkohol	Ars.	Cedr.

Electricitas (elec.) — Elektrizität

Antidote:	Morph.	Morph-ac.	Phos.		
Es antidotiert:	Asaf.	Chlol.	M-ambo.	M-arct.	M-aust.
	Mag-c.	Merc.	Phos-h.	Plb.	

Equisetum hyemale (equis.) — Winterschachtelhalm

Komplementär:	Sil.
Ähnlich:	Canth.
Miasma:	Psora, Tuberkulose

Ergotinum (ergot.) — Ergotin

Es antidotiert:	Aml-n.

Erythrinus (eryth.) — Rote Meeresche (Fisch)

Komplementär:	Aur-m.
Miasma:	Syphilis

Eserinum (esin.)   Eserin (Alkaloid v. Calabarbohne)

Miasma:	Syphilis, (Krebs)
Antidote:	Arn. Atropinsulfat
Es antidotiert:	Atro.

Eucalyptus globulus (eucal.)   Fieberbaum

Antidote:	Kaffee Phyt.
Es antidotiert:	Anac.

Eugenia jambos (eug.)   Kirschmyrte

Antidote:	Kaffee Tabak

Eupatorium perfoliatum (eup-per.)   Wasserhanf

Komplementär:	Cact. Sep.	Hyos.	Nat-m.	Nit-ac.	Sanic.
Folgen gut:	Nat-m.	Sep.	Tub.		
Ähnlich:	Bry.	Nux-v.			
Es antidotiert:	Cact.	Chin.	Cina	Malar.	
Sonstiges:	§§ Abort 3., 4. Monat.				

Euphorbia lathyris (euph-l.)   Kreuzblättrige Wolfsmilch

Antidot:	Rhus-t. Verat.

Euphorbium officinarum (euph.)   Euphorbiumharz

Folgen gut:	Ars. Lyc. Puls.	Ferr. Merc. Rhus-t.	Fl-ac. Merc-c. Sep.	Kreos. Mez. Sulph.	Lach. Op. Zinc.
Ähnlich:	Nit-ac.	Sulph.			
Miasma:	Psora, Sykose, Syphilis, (Krebs)				
Antidote:	Acet-ac. Kaffee	Ars. Nux-v.	Bier Op.	Camph. Zitronensaft	Essig
Es antidotiert:	Ars.	Citr.	Grat.	Nux-v.	

Euphrasia officinalis (euphr.) — Augentrost

Komplementär:	Merc.	Sulph.			
Folgen gut:	Acon.	Alum.	Calc.	Cann-s.	Caust.
	Con.	Hep.	Lyc.	Merc.	Merc-sul.
	Nux-v.	Phos.	Puls.	Rhus-t.	Sil.
	Spig.	Sulph.			
Ähnlich:	All-c.				
Miasma:	Psora, Sykose				
Antidote:	Camph.	Caust.	Puls.		
Es antidotiert:	Caust.				

Eupionum (eupi.) — Holzteerdestilat

Antidote:	Graph.

Fagopyrum esculentum (fago.) — Buchweizen

Miasma:	Sykose
Antidote:	Kaffee
Es antidotiert:	Prim-o.

Ferrum iodatum (ferr-i.) — Eisenjodid

Miasma:	Syphilis, (Krebs)
Es antidotiert:	Merc.

Ferrum metallicum (ferr.) — Eisen

Komplementär:	Alum.	Ars.	Chin.	Chinin-ar.	Cic.
	Ferr.	Graph.	Ham.		
Folgen gut:	Acon.	Apis	Arn.	Ars.	Bell.
	Bor.	Carb-v.	Chin.	Con.	Euph.
	Glon.	Hep.	Ip.	Ip.	Lyc.
	Merc.	Merc-sul.	Nat-m.	Phos.	Puls.
	Sul-ac.	Sulph.	Verat.		
Ähnlich:	Arn.	Mang.			

Miasma:	Psora, Sykose, Syphilis, Tuberkulose				
Antidote:	Arn. Chin. Kreos. Thea	Ars. Chinin-ar. Merc. Verat.	Bell. Cupr. Nat-m.	Bier Hep. Puls.	Calc-p. Ip. Sulph.
Unverträglich:	Acet-ac.	Bier	Dig.	Thea	
Es antidotiert:	Alkohol Chin. Iod. Ther.	Arn. Chinin Ip.	Ars. Chinin-s. Kreos.	Bry. Cupr. Merc.	Carb-v. Hydr-ac. Thea
Sonstiges:	■ §§ verschlimmert Syphilis! ■ Geeignet bei langwierigen Tee- und Alkoholfolgen. ■ Blutarmut und Schwäche. ■ Sieht aus wie Puls. ■ Psyche: Kraftvolles Handeln.				

Ferrum muriaticum (ferr-m.) — Eisendichlorid

Es antidotiert:	Bry.	(Kreos.)

Ferrum phosphoricum (ferr-p.) — Phosphorsaures Eisen

Komplementär:	Kali-m.	Nat-m.
Folgen gut:	Calc-p.	Kali-m.
Ähnlich:	Gels.	
Miasma:	Psora, Tuberkulose, (Krebs)	
Antidote:	Arn. Ars. Bell. Chin. Ip. Par. Puls. Verat.	
Unverträglich:	Nat-m.	Par.
Es antidotiert:	Stront-br.	

Ferrum picrinicum (ferr-pic.) — Pikinsaures Eisen

Komplementär:	Sabal.
Miasma:	Tuberkulose, (Krebs)

Fluoricum acidum (fl-ac.) — Fluorwasserstoffsäure

Komplementär:	Coca	Ham.	Lyc.	Sil.	Syph.
Folgen gut:	Am-c.	Bor.	Calc.	Chin.	Coloc.
	Graph.	Hep.	Merc-c.	Nit-ac.	Sep.
	Sil.	Sul-ac.	Sulph.		
Ähnlich:	Calc-p.	Puls.	Sul-ac.		
Zyklus:	Puls. – Sil. – Fl-ac.		Puls. – Lyc. – Fl-ac.		
Miasma:	Psora, Sykose, Syphilis, Tuberkulose				
Antidote:	Sil.				
Es antidotiert:	Sil.				

Fragaria vesca (frag.) — Walderdbeere

Antidote:	Bry.

Gallicum acidum (gal-ac.) — Gallensäure

Es antidotiert:	Bell.	Coloc.	Dig.

Galvanismus (galv.) — Zinkpol, Silberpol, Kupferpol d. Batterie

Es antidotiert:	M-ambo.

Gambogia (gamb.) — Gummiharz

Ähnlich:	Crot-t.				
Miasma:	Sykose				
Antidote:	Camph.	Coff.	Coloc.	Kaffee	Kali-c.
	Op.				

Gelsemium (gels.) — Gelber Jasmin, Giftjasmin

Komplementär:	Arg-n.	Cupr-ac.	Sep.	Tab.	
Folgen gut:	Anac.	Apis	Arg-n.	Bapt.	Bell.
	Bor.	Bry.	Cact.	Caul.	Caust.
	Chin.	Con.	Dig.	Ip.	Kalm.

	Merc. Phos. Tab.	Mur-ac. Phys. Verat.	Nit-ac. Pic-ac.	Nux-m. Sanic.	Op. Sep.
Ähnlich:	Con. Verat-v.	Ign.	Mur-ac.	Nat-m.	Sep.
Akut: Chronisch:	Gels. Arg-n.				
Miasma:	Sykose				
Antidote:	Arg-n. Dig. (Nux-v.) Stimulanzien	Atro. Käse Op.	Bell. Kaffee Puls. Nitroglycerin	Chin. Nat-m. Salz	Coff. Nux-m. Sep. Strychnin
Unverträglich:	Atro.	Op.			
Es antidotiert:	Cimic. Op.	Coca Sol	Cocc. Tab.	Mag-p. Tarent.	Nux-m.
Sonstiges:	Psyche = Erwartungsangst. Zittern, Schütteln, Lähmung vor starken Gefühlen.				

Ginseng quinquefolium (gins.)   Kraftwurzel

Antidote: Camph.

Glonoinum (glon.)   Nitroglycerin

Komplementär:	Bell.	Sulph.
Ähnlich:	Amyg.	Bell.
Antidote:	Acon.	(Bell.)	Camph.	Coff.	Nux-v.
Es antidotiert:	Calc-ar.	Gels.	Pall.	Sol.

Gossypium herbaceum (goss.)   Baumwolle

Antidote: Vib-p.

Graphites (graph.)   Reißblei

Komplementär:	Arg-n. Hep. Tub.	Ars. Lyc.	Calc. Puls.	Caust. Sulph.	Ferr. Tab.

Folgen gut:	Acon. Bell. Guaj. Nat-s. Sep.	Arg-n. Calc. Kali-c. Nit-ac. Sil.	Agn. Caust. Lyc. Nux-v. Sulph.	Apis Euph. Mag-c. Phos. Thuj.	Ars. Fl-ac. Nat-c. Puls.
Ähnlich:	Ars. Puls.	Calc-f.	Carbons	Ferr.	Kali-bi.
Akut: **Chronisch:**	Puls. Graph.				
Miasma:	Psora, Sykose, Syphilis, Tuberkulose, (Krebs)				
Antidote:	Acon.	Ars.	Chin.	Nux-v.	Wein
Es antidotiert:	Ars. Ther.	Eupi.	Iod.	Lyc.	Rhus-t.
Sonstiges:	Psyche = Farblosigkeit.				

Gratiola officinalis (grat.) — Gottesgnadenkraut

Komplementär:	Cham.
Ähnlich:	Mag-c.
Antidote:	Bell. Caust. Euph. Nux-v.
Es antidotiert:	Caust. Coff. Iod.

Grindelia robusta (grin.) — Grindeliakraut

Antidote:	Rhus-t.
Es antidotiert:	Anac.

Guaco (gua.) — Guako

Miasma:	Syphilis, (Krebs)
Antidote:	(Fluor) Kreos. Sulph.

Guajacum officinale (guaj.) — Packholz, Heiligenholz

Folgen gut:	Bry. Nux-v.	Calc. Phyt.	Graph.	Kreos.	Merc.

Ähnlich:	Ferr.	Kali-bi.	Kreos.	Ph-ac.	
Miasma:	Psora, Sykose, Syphilis, Tuberkulose				
Antidote:	Caust.	Kreos.	Nux-v.	Rhus-t.	Sulph.
Es antidotiert:	Caust.	Merc.	Nat-hchls.	Rhus-t.	

Haematoxylon campechianum (haem.) Blauholz, Blutholzbaum

Antidote:	Camph.

Hamamelis virginica (ham.) Hexenhasel, virgin. Zaubernuß

Komplementär:	Bapt.	Ferr.	Fl-ac.	
Folgen gut:	Arn.	Chin.	Puls.	
Ähnlich:	Arn.	Puls.	Vip.	
Miasma:	Psora, Syphilis, (Krebs)			
Antidote:	Arn.	Camph.	Chin.	Puls.

Hedeoma pulegioides (hedeo.) Frauenminze, Flohkraut

Antidote:	Verat.

Helleborus niger (hell.) Christrose

Komplementär:	Apis	Nat-m.	Zinc.		
Folgen gut:	Apis Lyc. Zinc.	Bell. Nux-v.	Bry. Phos.	Chin. Puls.	Gels. Sulph.
Ähnlich:	Bry.	Op.	Zinc.		
Miasma:	Psora				
Antidote:	Camph.	Chin.			

Helleborus orientalis (hell-o.) Nieswurzart

Unverträglich:	Coff.

Helonias dioica (helon.) — Falsches Einkorn

Ähnlich:	Senec.	Sep.	Tril.
Miasma:	Psora, Sykose		
Es antidotiert:	Kali-br.	Lil-t.	

Hepar sulphuris calcareum (hep.) — Kalk-Schwefelleber

Komplementär:	Bell.	Calc.	Calc-p.	Calen.	Graph.
	Iod.	Lach.	Merc.	Psor.	Sil.
	Spong.	Sul-ac.			
Akut:	**Hep.**				
Chonisch:	Sil.				
Folgen gut:	Abrot.	Acon.	Am-c.	Ant-c.	Apis
	Arg-n.	Arn.	Ars.	Arum-t.	Bell.
	Brom.	Bry.	Calen.	Caust.	Cham.
	Cupr.	Dros.	Euphr.	Ferr.	Ign.
	Iod.	Lach.	Lyc.	Merc.	Merc-c.
	Nit-ac.	Nux-v.	Puls.	Rhus-t.	Sep.
	Sil.	Spong.	Sulph.	Thuj.	Zinc.
Ähnlich:	Merc.				
Zyklus:	Acon. – Spong. – Hep.			Merc. – Hep. – Sil.	
	Hep. – Merc. – Bell. – Lach. – Merc. – Hep. – Sil.				
Miasma:	Psora, Sykose, Syphilis, Tuberkulose, (Krebs)				
Antidote:	Acet-ac.	Am-m.	Ars.	Bell.	Calen.
	Cham.	Essig	Iod.	Iodof.	Kali-i.
	Merc-sul.	Pflanzensäuren		Sil.	
Unverträglich:	Nit-ac.	Spong.			
Es antidotiert:	Äther	Am-c.	Am-m.	Ant-c.	Ars.
	Aur.	Bell.	Calc.	Cast-eq.	Chin.
	Chinin	Chinin-s.	Cinnb.	Citr.	Cupr.
	Cupr-a.	Ferr.	Iod.	Iodof.	Kali-i.
	Kaliumkarbonat		Lach.	Merc.	Merc-c.
	Merc-d.	Merc-i-f.	Merc-i-r.	Mez.	Nit-ac.
	Ol-j.	Op.	Osm.	Plb.	Quecksilber
	Sil.	Stram.	Zinc.		

Sonstiges:
- Verursacht oft Furunkel am ganzen Körper.
- Psyche = Verletzlichkeit. Freundliche Fassade mit geballter Wut dahinter.

Hippomanes (hipp.) — Allantoishaut d. Pferdeembryos

| **Andidote:** | Coff. | Caust. |

Hura brasiliensis (hura.) — Sandbüchsenbaum (Saft)

| **Antidote:** | Camph. | Op. |

Hura crepitans (hura-c.) — Sandbüchsenbaum (Samen)

| **Antidote:** | Camph. | Op. |

Hydrastis canadensis (hydr.) — Blutwurzel

Komplementär:	Bac.	Lyc.	Tub.
Ähnlich:	Ars.	Kali-bi.	Puls.
Miasma:	Psora, Sykose, Syphilis, Tuberkulose, (Krebs)		
Antidote:	Sulph.		
Es antidotiert:	Kali-chl.	Merc.	Sul-ac.
Sonstiges:	■ Langsam und tief wirkend. ■ Läßt mit Tub. geheilte Patienten wieder Gewicht zunehmen.		

Hydrocyanicum acidum (hydr-ac.) — Blausäure

Ähnlich:	Agar.	Cupr.	Laur.		
Miasma:	Psora				
Antidote:	Am-c.	Camph.	Chlor.	Coff.	Ferr.
	Ip.	Nux-v.	Op.	Verat.	Verat-v.

Hyoscyamus niger (hyos.) — Bilsenkraut

Komplementär:	Bell.	Cupr-ac.	Eup-per.		
Folgen gut:	Bell.	Chin.	Cina	Cupr.	Gels.
	Lach.	Lyc.	Op.	Ph-ac.	Phos.
	Plb.	Puls.	Rhus-t.	Stram.	Tab.
	Valer.	Verat.			
Ähnlich:	Bell.	Phos.	Stram.		

Miasma:	Psora				
Antidote:	Acet-ac.	Am-br.	Arn.	Bell.	Camph.
	Chin.	Cit-ac	Essig	Stram.	Wein
	Zitronensäure				
Es antidotiert:	Äther	Bell.	Calad.	Cina	Merc.
	Plb.	Rumx.	Stram.	Stry.	
Sonstiges:	■ Psyche = erotische Psychose. Schamlosigkeit.				
	■ Verstärkt oft die Wirkung von Bell. oder Stram.				

Hypericum perforatum (hyper.) — Johanniskraut

Komplementär:	Arn.		
Folgen gut:	Ars.	Cham.	Sulph.
Ähnlich:	Arn.	Led.	Rhus-t.
Antidote:	Ars.	Cham.	Sulph.
Es antidotiert:	(Sulph.)		

Ignatia amara (ign.) — Ignatiusbohne

Komplementär:	Apis	Aur.	Calc.	Caust.	Coff.
	Ip.	Lyc.	Nat-m.	Ph-ac.	Puls.
	Sep.	Sulph.			
Folgen gut:	Alum.	Alum-p.	Arn.	Ars.	Bell.
	Bism.	Calad.	Calc.	Caps.	Carb-v.
	Caust.	Cham.	Chin.	Cocc.	Coff.
	Cupr.	Hep.	Ip.	Kali-bi.	Kali-p.
	Lyc.	Nat-m.	Nux-v.	Ph-ac.	Plat.
	Puls.	Rhus-t.	Ruta	Sel.	Sep.
	Sil.	Stram.	Sulph.	Teucr.	Valer.
	Zinc.				
Ähnlich:	Cimic.	Nux-v.	Sep.		
Akut:	**Ign.**				
Chronisch:	Nat-m.	Sep.			
Zyklus:	Ign. – Nat-m. – Sep.				
Miasma:	Psora				
Antidote:	Acet-ac.	Arn.	Bell.	Camph.	Cham.
	Cocc.	Coff.	Essig	Kaffee	Nux-m.

	Nux-v. Zinc.	Puls.	Wein	Weingeist	Weinessig
Unverträglich:	Coff.	Nux-v.	Tab.		
Es antidotiert:	Arn. Chinin-s. M-ambo. Phyt. Wein	Brandy Clem. M-arct. Puls. Zinc.	Bry. Cocc. M-aust. Sel.	Calad. Coff. Mag. Tab.	Cham. Kamille Nux-v. Teucr.

Sonstiges:	■ Schlechte Nachrichten von anderen bzw. über andere:
	   Ign., Nat-m., Sep.
	■ Psyche = Achterbahn der Gefühle. Wechselhaft und
	   unbeständig.
	■ §§ 251 Doppelgabe !
	■ Gabe am besten morgens.				

Indigo tinctoria (indg.)   Der Farbstoff Indigo

Antidote:	Camph.	Nux-v.			

Iodium purum (iod.)   Jod

Komplementär:	Bad. Lyc.	Calc-p. Sil.	Cupr. Tub.	Hep.	Lach.
Folgen gut:	Acon. Bell. Chin. Hyos. Op. Spong.	Ant-t. Brom. Chin-s. Kali-bi. Par. Sulph.	Apis Bry. Ferr. Kali-c. Phos. Thuj.	Arg-n. Calc. Graph. Lyc. Puls.	Ars. Calc-p. Hep. Merc. Sil.
Ähnlich:	Ars.	Fl-ac.	Phos.	Spong.	
Miasma:	Psora, Sykose, Syphilis, Tuberkulose, (Krebs)				
Antidote:	Acon. Camph. Ferr. Op.	Ant-t. Chin. Graph. Phos.	Apis Chinin-s. Grat. Spong.	Ars. Coff. Hep. Sulph.	Bell. Conv. Kaffee Thuj.
Es antidotiert:	Anac. Cocc.	Anac-oc. Kreos.	Arg-n. Merc.	Ars. Thuj.	Calc.
Sonstiges:	■ Hyperthyreose. ■ Psyche = Getrieben, kennt keine Ruhe.				

Iodoformium (iodof.) — Trijodmethan

| **Antidote:** | Hep. | Sang. | | | |

Ipecacuanha (ip.) — Brechwurzel

Komplementär:	Ant-t.	Arn.	Ars.	Calc.	Chin.
	Cocc.	Cupr.	Ign.	Kali-i.	Lyc.
	Phos.	Sulph.	Verat.		
Folgen gut:	Alum.	Ant-c.	Ant-t.	Apis	Aran.
	Arn.	Ars.	Bell.	Bry.	Cact.
	Cadm-s.	Calc.	Cham.	Chin.	Cocc.
	Cupr.	Dros.	Ferr.	Ign.	Kali-n.
	Laur.	Nux-v.	Op.	Phos.	Podo.
	Puls.	Rheum	Sep.	Sul-ac.	Sulph.
	Tab.	Verat.			
Ähnlich:	Ant-t.	Lob.			
Akut:	Ip.				
Chronisch:	Ant-t.	Cupr.	Nat-s.		
Miasma:	Psora, Tuberkulose				
Antidote:	Alum.	Arn.	Ars.	Camph.	Chin.
	Dulc.	Ferr.	Kaffee	Laur.	Nux-v.
	Op.	Sul-ac.	Tab.	Tabak	Verat.
Unverträglich:	Aster.	Bism.	Op.		
Es antidotiert:	Alum.	Alumn.	Ango.	Ant-t.	Apis
	Arn.	Ars.	Calc.	Chin.	Chinin-s.
	Chlor.	Chlf.	Cina	Cupr.	Cupr-ac.
	Dulc.	Ferr.	Ferr-p.	Hydr-ac.	Kali-n.
	Kreos.	Laur.	Linu-u.	Lob.	Mur-ac.
	Med.	Morph.	Morph-s.	Op	Stict.
	Stil.	Sul-ac.	Tab.	Verat.	Nux-v.

Sonstiges:
- §§ Abort 6. Woche.
- Übelkeit und Erbrechen.

Iris versicolor (iris.) — Buntfarbige Schwertlilie

Ähnlich:	Ars.	Merc.	Phos.	
Miasma:	Syphilis			
Antidote:	Nux-v.			
Es antidotiert:	Merc.	Nux-v.	Ol-j.	Phyt.

Jaborandi (jab.) — Jaborandistrauch

Ähnlich:	Agar.	Ant-t.	Ip.	Merc.
Antidote:	Bell.			
Es antidotiert:	Alum.			

Jacaranda gulalandaie (jac.) — Bignonia caroba (Blätter)

Miasma:	Syphilis
Antidote:	Merc.
Es antidotiert:	Merc.

Jalapa (jal.) — Jalapawurzel

Ähnlich:	Coloc.		
Antidote:	Cann-s.	Elat.	
Unverträglich:	Cann-i.	Cann-s.	Elat.

Juglans cinerea (jug-c.) — Butternuß

Antidote:	Bry.
Es antidotiert:	Anac.

Juglans regia (jug-r.) — Walnuß

Miasma:	Syphilis
Antidote:	Rhus-t.
Es antidotiert:	Anac.

Kalium arsenicosum (kali-ar.) — Kaliumarsenit

Miasma:	Psora, Syphilis, Tuberkulose, (Krebs)
Antidote:	Kali-i.
Sonstiges:	§§ Nie ein Kali-Salz bei Fieber geben!

Kalium bichromicum (kali-bi.) — Kaliumbichromat

Komplementär:	Abrot. Phos.	Ant-t. Psor.	Ars. Puls.	Canth. Sep.	Myric.
Folgen gut:	Ant-t. Cinnb. Iris Merc. Sep. Teucr.	Ars. Ferr. Kali-c. Mez. Sil. Thuj.	Berb. Hep. Kali-i. Nit-ac. Spong.	Brom. Hydr. Lach. Phyt. Staph.	Caust. Graph. Osm. Puls. Sulph.
Ähnlich:	Kali-c.	Merc.	Phyt.	Puls.	
Zyklus:	Caps. – Kali-bi.				
Miasma:	Psora, Sykose, Syphilis, Tuberkulose, (Krebs)				
Antidote:	Ars. Merc-sul. Led.	Canth. Phos.	Lach. Psor.	Merc. Puls.	Nat-c. Sep.
Unverträglich:	Calc.				
Es antidotiert:	Ars.	Merc.	Merc-i-f.		
Sonstiges:	§§ Nie ein Kali-Salz bei Fieber geben!				

Kalium bromatum (kali-br.) — Kaliumbromid

Folgen gut:	Acon. Spong.	Cact. Zinc.	Eug.	Fl-ac.	Nux-v.
Ähnlich:	Ambr. Gels. Zinc.	Bell. Hyos.	Calc. Nat-m.	Camph. Op.	Con. Stram.
Miasma:	Psora, Syphilis				
Antidote:	Camph. Öle Zinc.	Helon. Plb. Zinc-p.	Kaffee Pflanzensäuren	Nit-s-d.	Nux-v. Sep.
Sonstiges:	§§ Nie ein Kali-Salz bei Fieber geben!				

Kalium carbonicum (kali-c.) — Kaliumkarbonat

Komplementär:	Ars-i. Cic. Nat-m.	Bac. Coloc. Nit-ac.	Brom. Dulc. Nux-v.	Carb-v. Lyc. Phos.	Chin. Nat-c. Sep.

Folgen gut:	Apis	Arg-n.	Ars.	Bry.	Calc.
	Carb-an.	Carb-v.	Cocc.	Coff.	Fl-ac.
	Kali-bi.	Kali-s.	Laur.	Lyc.	Mag-c.
	Nat-c.	Nat-m.	Nit-ac.	Nux-v.	Phos.
	Puls.	Sep.	Sil.	Sul-ac.	Sulph.
Ähnlich:	Calc-hp.	Lyc.	Phos.		
Akut:	Kali-c.				
Chronisch:	Bry.	Nux-v.			
Miasma:	Psora, Sykose, Syphilis, Tuberkulose				
Antidote:	Camph.	Coff.	Kaffee	Nit-s-d.	Dulc.
	Nit-ac.				
Es antidotiert:	Dulc.	Gamb.	Kali-bi.	Nit-s-d.	
Zyklus:	Puls. – Lyc. – Kali-c.				
Sonstiges:	■ §§ Abort 2., 3. Monat. ■ Psyche = Starre und Strenge. Warum gerade ich? Unzufrieden. Pflichtbewußt. ■ Berb. steht zwischen Kali-c. und Bry. ■ §§ Nie ein Kali-Salz bei Fieber geben! ■ Phos. ist nach Kali-c. vorzüglich wirksam				

Kalium chloricum (kali-chl.)   Kaliumchlorat

Miasma:	Syphilis, Tuberkulose, (Krebs)
Antidote:	Hydr.
Es antidotiert:	Merc.
Sonstiges:	§§ Nie ein Kali-Salz bei Fieber geben!

Kalium hypophosphoricum (kali-hp.)   Kaliumhypophosphit

Es antidotiert:	Thea.	Ther.
Sonstiges:	§§ Nie ein Kali-Salz bei Fieber geben!	

Kalium iodatum (kali-i.)   Kaliumjodid

Komplementär:	Ars-i.	Bac.	Ip.	Lach.	Lyc.
Folgen gut:	Aur.	Hep.	Nit-ac.	Phos.	

Ähnlich:	Iod.	Sulph.	Syph.		
Miasma:	Psora, Sykose, Syphilis, Tuberkulose, (Krebs)				
Antidote:	Am-m.	Arg-n.	Ars.	Aur.	Chin.
	Hep.	Merc-sul.	Nit-ac.	Rhus-t.	Sulph.
	Valer.				
Es antidotiert:	Hep.	Kali-ar.	Merc.	Mez.	Thea
Sonstiges:	§§ Nie ein Kali-Salz bei Fieber geben!				

Kalium muriaticum (Kali-m.) — Kaliumchlorid

Komplementär:	Calc-s.	Chim.	Ferr-p.	Puls.	Sul-i.
Folgen gut:	Calc-p.	Calc-s.	Ferr-p.	Kali-s.	Nat-m.
	Sulph.				
Ähnlich:	Bry.	Puls.			
Miasma:	Sykose, Syphilis, Tuberkulose				
Antidote:	Bell.	Calc-s.	Hydr.	Puls.	
Unverträglich:	Nat-m.				
Es antidotiert:	Merc.				
Sonstiges:	§§ Nie ein Kali-Salz bei Fieber geben!				

Kalium nitricum (kali-n.) — Kaliumnitrat

Folgen gut:	Aml-n.	Bell.	Calc.	Glon.	Ip.
	Meli.	Nux-v.	Puls.	Rhus-t.	Sep.
	Sulph.				
Ähnlich:	Camph.	Glon.			
Miasma:	Psora, Sykose				
Antidote:	Cham.	Dulc.	Ip.	Nit-s-d.	Op.
Unverträglich:	Camph.	Caust.	Ran-b.		
Es antidotiert:	Camph.	Canth.	Caust.	Nit-s-d.	
Sonstiges:	■ §§ Abort 2. Monat.				
	■ §§ Nie ein Kali-Salz bei Fieber geben!				

Kalium permanganicum (kali-perm.) Kaliumpermanganat

Es antidotiert:	Op.	Phos.
Sonstiges:	§§ Nie ein Kali-Salz bei Fieber geben!	

Kalium phosphoricum (kali-p.) Kaliumphosphat

Komplementär:	Caust.	Cupr.	Mag-p.		
Folgen gut:	Cycl.	Ign.	Kali-m.	Mag-p.	Nat-m.
	Nit-ac.	Zinc-p.			
Ähnlich:	Caust.	Cocc.	Pic-ac.	Zinc.	
Miasma:	Psora, Tuberkulose, (Krebs)				
Antidote:	Am-m.	Ars.	Chin.	Rhus-t.	Sulph.
Unverträglich:	Nat-m.				
Sonstiges:	§§ Nie ein Kali-Salz bei Fieber geben!				

Kalium sulfuricum (kali-s.) Kaliumsulfat

Komplementär:	Calc.	Dulc.	Hep.	Nat-c.	Puls.
	Rhus-t.	Sep.	Sil.	Sulph.	Tub.
Folgen gut:	Acet-ac.	Ars.	Calc.	Hep.	Kali-c.
	Nat-p.	Puls.	Rhus-t.	Sep.	Sil.
	Sulph.				
Ähnlich:	Puls.				
Akut:	**Puls.**				
Chronisch:	Kali-s.				
Miasma:	Psora, Sykose, Syphilis, Tuberkulose, (Krebs)				
Antidote:	Essig				
Zyklus:	Kali-s. – Puls. – Sil.				
Unverträglich:	Nat-m.				
Sonstiges:	■ Oft nach Tub. angezeigt.				
	■ §§ Nie ein Kali-Salz bei Fieber geben!				

Kalmia latifolia (kalm.) — Breitblättriger Berglorbeer

Komplementär:	Benz-ac.	Spig.			
Folgen gut:	Acon.	Bell.	Calc.	Lith.	Lyc.
	Nat-m.	Puls.	Spig.		
Ähnlich:	Acon.	Calc.	Dig.	Nat-m.	Lith-c.
	Lyc.	Puls.	Rhus-t.	Spig.	
Miasma:	Sykose, Syphilis				
Antidote:	Acon.	Bell.	Spig.		
Unverträglich:	Carb-v.	Chin.			
Es antidotiert:	Tab.				

Kreosotum (kreos.) — Buchenholzkohlenteer

Komplementär:	Ars.	Phos.	Sulph.	Tub.	
Folgen gut:	Acon.	Arn.	Ars.	Bell.	Brom.
	Calc.	Carb-ac.	Carb-v.	Caust.	Cham.
	Chin.	Eupi.	Graph.	Kali-c.	Lyc.
	Merc-c.	Nat-m.	Nit-ac.	Nux-v.	Petr.
	Phos.	Rhus-t.	Sec.	Sep.	Sulph.
Ähnlich:	Ars.	Arum-t.	Carb-ac.	Graph.	Nit-ac.
	Psor.				
Miasma:	Psora, Sykose, Syphilis, Tuberkulose, (Krebs)				
Antidote:	Acon.	Ars.	Bell.	Carb-v.	Calc.
	Cham.	Ferr.	Ferr-m.	Nux-v.	Iod.
	Ip.				
Unverträglich:	Carb-v.	China			
Es antidotiert:	Anthraci.	Gua.	Guaj.	Plb.	
Sonstiges:	§§ Abort 3. Monat.				

Lac caninum (lac-c.) — Hundmilch

Komplementär:	Nit-ac.		
Ähnlich:	Lach.	Lyss.	Puls.
Miasma:	Psora, Sykose, Syphilis, Tuberkulose		
Sonstiges:	■ §§ Abort 6. Monat.		
	■ Furcht vor Schlangen.		

Lac vaccinum defloratum (lac-d.) — Kuhmilch

Ähnlich:	Nat-m.
Miasma:	Psora, Sykose, Syphilis, Tuberkulose
Es antidotiert:	Lac-v-f.
Sonstiges:	Erstverschlimmerung kann 24 Std. dauern.

Lacerta agilis (lacer.) — Zauneidechse

Antidote:	Essig

Lachesis muta (lach.) — Buschmeisterschlange

Komplementär:	Aesc.	Ars.	Bac.	Bell.	Cact.
	Calc.	Carb-v.	Caust.	Crot-c.	Crot-h.
	Cund.	Cupr.	Hep.	Iod.	Kali-i.
	Lyc.	Nit-ac.	Phos.	Pyrog.	Salam.
	Thuj.	Zinc-i.			
Folgen gut:	Acon.	Alum.	Apis	Ars.	Bell.
	Brom.	Cact.	Calc.	Carb-v.	Caust.
	Chin.	Cic.	Con.	Euph.	Gels.
	Hep.	Hyos.	Kali-bi.	Kali-c.	Lac-c.
	Lyc.	Meny.	Merc.	Merc-i-f.	Nat-m.
	Nit-ac.	Nux-v.	Olnd.	Ph-ac.	Phos.
	Plat.	Puls.	Pyrog.	Rhus-t.	Sil.
	Stann.	Sul-ac.	Sulph.	Tarent.	Thuj.
	Zinc.				
Ähnlich:	All-c.	Caust.	Zinc.		

Zyklus:	Hep. – Merc. – Bell. – Lach.
Miasma:	Psora, Sykose, Syphilis, Tuberkulose, (Krebs)

Antidote:	Alum.	Ars.	Bell.	Bier	Calc.
	Caps.	Carb-v.	Cham.	Chin	Cocc.
	Coff.	Essig	Hep.	Kaffee	Led.
	Merc.	Merc-sul.	Nat-m.	Nit-ac.	Nux-m.
	Nux-v	Op.	Ph-ac.	Rhus-t.	·Säuren
	Samb.	Sep.	Tarent.	Verat.	Wein
	Zitronensaft				

Unverträglich:	Acet-ac.	Am-c.	Carb-ac.	Dulc.	Nit-ac.
	Psor.	Sep.			
Es antidotiert:	Am-c.	Am-m.	Anth.	Apis	Ars.
	Bufo.	Carb-an.	Carb-v.	Cedr.	Chinin
	Chinin-s.	Crot-h.	Kali-bi.	Lyc.	Mag-p.
	Merc.	Nux-v.	Rhus-t.	Rumx.	Sabad.
	Tarent.	Trach.	Vip-t.		

Sonstiges:
- Crot-c. vollendet oft!
- Psyche = sexuelle Spannung. Eifersucht. Redseligkeit.

Lacticum acidum (lac-ac.) — Milchsäure

Komplementär:	Bry.	Psor.
Folgen gut:	Psor.	
Antidote:	Bry.	
Unverträglich:	Coff.	
Es antidotiert:	Apis	Arum-t. Podo.

Lactis vaccini-flos (lac-v-f.) — Sahne, Rahm

Antidote:	Ars.	Lac-d.

Lactuca virosa (lact-v.) — Giftlattich

Komplementär:	Sumb.			
Antidote:	Acet-ac.	Coff.	Wein	Pflanzensäuren

Lappa arcticum (lappa) — Klette

Komplementär:	Mag-c.
Es antidotiert:	Rhus-t.

Latrodectus mactans (lat-m.) — Schwarze Witwe (Spinne)

Antidote:	Ars.

Laurocerasus (laur.) — Kirschlorbeer

Folgen gut:	Am-c. Hyos. Nux-m. Verat.	Bell. Ip. Op.	Canth. Kali-c. Phos.	Carb-v. Lach. Puls.	Hydr-ac. Merc. Spig.
Ähnlich:	Am-c.	Gels.	Hydr-ac.	Prun.	
Miasma:	Psora, Syphilis				
Antidote:	Am-c. Essig	Ant-t. Ip.	Camph. Kaffee	Coff. Nux-m.	Cupr. Op.
Es antidotiert:	Ant-t.	Canth.	Ip.	Nux-m.	

Ledum palustre (led.) — Wilder Rosmarin

Komplementär:	Arn. Ther.	Chin. Tub.	Lyc.	Sep.	Sulph.
Folgen gut:	Acon. Lyc. Sulph.	Bell. Nux-v.	Bry. Puls.	Chel. Rhus-t.	Dulc. Sul-ac.
Ähnlich:	Arn.	Bry.	Rhus-t.	Sec.	
Zyklus:	Sulph. – Calc. – Lyc. – Led. – Ther.				
Miasma:	Psora, Sykose, Syphilis, Tuberkulose				
Antidote:	Camph.	Coff.	Ip.	Op.	Rhus-t.
Unverträglich:	Chin.				
Es antidotiert:	Alkohol Rhus-t.	Apis Vesp.	Chin.	Colch.	Lach.
Sonstiges:	Chinarinde gegen die Schwäche von Ledum ist sehr gefährlich.				

Lemna minor (lem-n.) — Kleine Wasserlinse

Folgen gut:	Calc.	Merc.	Psor.

Leonurus cardiaca (leon.) — Echter Löwenschwanz

Antidote:	Ars.

Leptandra virginica (lept.) — Virginischer Ehrenpreis

Komplementär:	Phos.
Ähnlich:	Bapt. Card-m. Chion.
Es antidotiert:	Podo.

Lilium tigrinum (lil-t.) — Tigerlilie

Folgen gut:	Helon. Nux-v. Puls.
Ähnlich:	Acon. Plat. Puls. Spig. Sep.
Miasma:	Psora, Sykose
Antidote:	Helon. Nux-v. Plat. Puls.
Es antidotiert:	Phys.

Linum catharticum (linu-c.) — Purgierflachs

Antidote:	Sulph.

Linum usitatissimum (linu-u.) — Echter Lein, Flachs

Antidote:	Asaf. Ip.

Lobelia inflata (lob.) — Indianischer Tabak

Komplementär:	Aral.
Ähnlich:	Ant-t. Ip. Tab.
Miasma:	Psora
Antidote:	Camph. Ip.
Es antidotiert:	Merc-c. Zinc.

Lobelia syphilitica (Lob-s.) — Blaue Kardinalsblume

Antidote:	Podo.

Luesinum = Syphilinum

Lupulus humulus (lup.) — Hopfen

Antidote: Coff.   Essig

Lyopersicum esculentum (lycpr.) — Tomate

Antidote: Tabak

Lycopodium clavatum (lyc.) — Bärlappsporen

Komplementär:	Abrot.	Benz-ac.	Berb.	Bry.	Calc.
	Carb-v.	Chel.	Chin.	Coloc.	Dulc.
	Fl-ac.	Graph.	Hydr.	Ign.	Iod.
	Ip.	Kali-c.	Kali-i.	Lach.	Led.
	Mag-c.	Nat-m.	Nit-ac.	Nux-m.	Phos.
	Puls.	Rhus-t.	Sil.	Sulph.	Thuj.
Folgen gut:	Acon.	Agar.	Agn.	Alum.	Ambr.
	Anac.	Ang.	Apis	Arg-n.	Ars.
	Bell.	Bry.	Calc.	Camph.	Canth.
	Carb-v.	Caust.	Cham.	Chel.	Chin.
	Cic.	Cina	Coff.	Colch.	Con.
	Cupr.	Dros.	Dulc.	Euph.	Graph.
	Hep.	Hydr.	Hyos.	Ign.	Iod.
	Kali-c.	Lach.	Led.	Mag-m.	Mang.
	Meny.	Merc.	Mur-ac.	Nat-c.	Nat-s.
	Nit-ac.	Nux-v.	Petr.	Ph-ac.	Phos.
	Puls.	Raph.	Rhus-t.	Sep.	Sil.
	Stram.	Sulph.	Ther.	Verat.	
Ähnlich:	Carb-v.	Sulph.	Chel.	Magn-m.	
	Tub.				
Akut:	Lach.	Nux-v.	Puls.		
Chronisch:	Lyc.				

Zyklus: Sulph. – Calc. – Lyc.   Puls. – Lyc. – Kali-c.
Puls. – Lyc. – Fl-ac.
Sulph. – Calc. – Lyc. – Led. – Ther.

Miasma: Psora, Sykose, Syphilis, Tuberkulose, (Krebs)

Antidote:	Acon.	Austern	Camph.	Caust.	Cham.
	Chin.	Coff.	Kaffee	Graph.	Lach.
	Merc.	Nux-v.	Plb.	Puls.	

Unverträglich:	Chel.	Coff.	Kaffee	Nux-m.	Sulph.
	(außer im Zyklus Sulph. – Calc. – Lyc. – Sulph. etc.)				
	Zinc.				
Es antidotiert:	All-s.	Aloe	Camph.	Chin.	Merc.
	Merc-i-f.	Puls.	Sabad.	Tab.	

Sonstiges:
- Psyche = Unfähigkeit. Feigheit und Arroganz.
- Puls. vorher.
- Bei chron. Krankheiten nicht mit Lyc., sondern mit anderen chronischen Mitteln beginnen, außer es ist zweifelsfrei indiziert.
- Wenn Lyc. nichts bringt, Syph.
- Ausleitungsmittel vor Lyc. = Berb.

Lycopus virginicus (lyps-v.)   Virgin. Wolfstrapp

Komplementär:	Crot-h.		
Ähnlich:	Cact.	Coll.	Crat.
Antidote:	Cimic.		
Es antidotiert:	(Cimic.)		

Lyssinum (lyss.)   Tollwutnosode

Folgen gut:	Nat-m.		
Ähnlich:	Lac-c.	Lach.	
Antidote:	Bell.	Hyos.	Stram.

Macrotinum (macro.)   Macrotyn (Harz)

Es antidotiert:	Ost.

Magnesium carbonicum (mag-c.)   Bitterspat, Magnesit

Komplementär:	Cham.	Cist.	Coloc.	Lappa	Lyc.
	Rheum.	Rhus-t.			
Folgen gut:	Ars.	Brom.	Caust.	Cham.	Coff.
	Coloc.	Graph.	Kali-c.	Mag-m.	Merc.
	Nux-v.	Phos.	Puls.	Rheum	Sep.
	Sulph.				
Ähnlich:	Nux-v.	Rheum			

Miasma:	Psora, Sykose, Tuberkulose				
Antidote:	Ars.	Bry.	Cham.	Coloc.	Elec.
	Kaffee	Merc.	Nux-v.	Puls.	Rheum
Es antidotiert:	Acet-ac.	Brom.	Rheum	Tarent.	
Sonstiges:	■ Bei Nux-v.-Verdacht immer Mag-c. vergleichen.				
	■ Psyche = Überforderung und Ungeborgenheit.				

Magnesium muriaticum (mag-m.)   Salzsaure Bittererde

Komplementär:	Berb.				
Folgen gut:	Ars.	Bell.	Calc.	Cham.	Lyc.
	Mag-c.	Nat-m.	Nux-v.	Puls.	Sep.
	Sulph.				
Ähnlich:	Nat-m.	Lyc.	Puls.	Sep.	
Miasma:	Psora, Sykose, Tuberkulose				
Antidote:	Ars.	Camph.	Cham.	Nux-v.	
Es antidotiert:	Merc.				
Sonstiges:	Psyche = schwerer und tiefer als Nat-m. „Friedensstifter".				

Magnesium phosphoricum (mag-p.)   Magnesiumphosphat

Komplementär:	Coloc.	Kali-p.	Tub.		
Ähnlich:	Coloc.	Dios.			
Akut:	**Mag-p.**			**Coloc.***	
Chronisch:	Caust.	Staph.		Mag-p.*	
Miasma:	Psora, Sykose				
Antidote:	Ars.	Bell.	Camph.	Cham.	Gels.
	Lach.	Merc.	Merc-sul.	Nux-v.	

Magnetis polus ambo (m-ambo.)   e. Magnetfeld ausgesetzt

Antidote:	Elec.	Galv.	Ign.	Zinc.

Magnetis polus arcticus (m-arct.)   Nordpol des Magneten

Antidote:	Galv.	Ign.	M-aust.	Zinc.

Magnetis polus australis (m-aust.) — Südpol des Magneten

Antidote:	Elec.	Galv.	Ign.	M-arct.	Zinc.
Es antidotiert:	M-arct.				

Malandrinum (maland.) — Nosode der Pferdemauke

Miasma:	Syphilis, (Krebs)	
Es antidotiert:	Vac.	Vario.

Malaria I, II, III (malaria I,II,III) — Malaria-Nosode

Antidote:	No.I:	Bry.	Nux-v.
	No.II:	Ars.	Bry.
	No.III:	Bry.	Rhus-t.

Malaria officinalis (malar.) — Pflanzenmaterial a. d. Sumpf

Antidote:	Ars.	Bry.	Chin.	Eup-per.	Nux-v.
	Rhus-t.				

Mancinella (manc.) — Maschinellenbaum

Antidote:	Coff.

Mandragora officinarum (mand.) — Alraune

Miasma:	Psora				
Antidote:	Bell.	Cham.	Kaffee	Nux-v.	Wein
	Zigarren				

Manganum aceticum aut carbonicum (mang.) — Braunstein

Folgen gut:	Bry.	Chin.	Coff.	Lyc.	Merc.
	Puls.	Rhus-t.	Sulph.		
Ähnlich:	Chin.	Psor.			
Miasma:	Psora, Sykose, Syphilis, Tuberkulose				
Antidote:	Camph.	Coff.	Kaffee	Merc.	(Merc-sul.)

MDMCA (Extacy) — synthetische Modedroge

Antidote:	Kalzium

Medorrhinum (med.) — Tripper-Nosode

Komplementär:	(Nit-ac.) Tub.	Psor.	Sulph.	Syph.	Thuj.
Folgen gut:	Ip.	Sulph.	Thuj.		
Ähnlich:	Bar-c.	Nat-m.	Psor.	Thuj.	
Miasma:	Psora, Sykose, Syphilis, (Krebs)				
Antidote:	Ip.	Nux-v.	(Thuj.)		
Sonstiges:	Psyche = der leidenschaftliche Abenteurer. Tagträume.				

Menispermum canadense (menis.) — Kanad. Mondkorn

Antidote:	Bry.	Chin.

Meyanthes trifoliata (meny.) — Bitterklee

Folgen gut:	Asaf. Lyc. Sep.	Calc. Phos. Verat.	Cann-s. Plat.	Caps. Puls.	Lach. Rhus-t.
Ähnlich:	Verat.				
Antidote:	Camph.				
Es antidotiert:	China	Chinin			

Mephitis putorius (meph.) — Stinktier

Antidote:	Camph.	Crot-h.
Ähnlich:	Cor-r.	Mosch.
Sonstiges:	Hat nur sehr kurze Wirkungsdauer.	

Mercurialis perennis (merl.) — Bingelkraut

Antidote:	Acon.	Bell.

Mercurius (solubilis aut vivus) (merc.) — Quecksilber

Komplementär:	Aur.	Bad.	Bar-c.	Bell.	Chin.
	Clem.	Coloc.	Dulc.	Euphr.	Hep.
	Mez.	Nit-ac.	Nux-v.	Rheum.	Sars.
	Sep.	Sil.	Sulph.	Syph.	Thuj.
Folgen gut:	Acon.	Agar.	Agn.	Aloe	Ant-c.
	Apis	Arg-m.	Arn.	Ars.	Asaf.
	Aur.	Bell.	Bry.	Calad.	Calc.
	Calc-p.	Carb-v.	Caust.	Chin.	Cic.
	Cina	Clem.	Coff.	Colch.	Con.
	Cor-r.	Cupr.	Dig.	Dulc.	Euph.
	Ferr.	Fl-ac.	Guaj.	Hep.	Iod.
	Kali-bi.	Kali-chl.	Kali-i.	Lach.	Laur.
	Lyc.	Mag-m.	Merc-c.	Mez.	Mur-ac.
	Nit-ac.	Nux-v.	Op.	Ph-ac.	Phos.
	Phyt.	Plat.	Podo.	Puls.	Rheum
	Rhod.	Rhus-t.	Ruta	Sars.	Sel.
	Sep.	Sil.	Spig.	Staph.	Still.
	Stram.	Sulph.	Thuj.	Valer.	Verat.
	Zinc.				
Ähnlich:	Kali-i.				
Akut:	**Merc.**				
Chronisch:	Aur.	Syph.			
Zyklus:	Merc. – Hep. – Sil.				
	Hep. – Merc. – Bell. – Lach.				
Miasma:	Psora, Sykose, Syphilis, (Krebs)				
Antidote:	Alum.	Ang.	Ant-c.	Aran.	Arg-met.
	Arg-n.	Arn.	Ars.	Asaf.	Aur.
	Bell.	Bry.	Calad.	Calc.	Camph.
	Caps.	Carb-v.	Caust.	China	Cina
	Clem.	Coff.	Con.	Cor-r.	Crot-h.
	Cupr.	Daph.	Dulc.	Elec.	Ferr.
	(Ferr-i.)	Guaj.	Hep.	Hydr.	Hyos.
	Iod.	Iris.	Jac.	Kali-bi.	Kali-chl.
	Kali-i.	Kali-m.	Lach.	Lyc.	Mag-m.
	Merc.	Mez.	Mur-ac.	Nit-ac.	Nux-m.
	Nux-v.	Op.	Ph-ac.	Phos.	Phyt.
	Podo.	Puls.	Rat.	Ruta	Sars.
	Sel.	Sep.	Sil.	Spig.	Staph.
	Still.	Stram.	Sulph.	Ter.	Thuj.
	Valer.				
Antidote:	der Merkurialsyphilis nach Jahr:				
	Angina: Arg-met.	Carb-v.	Hep.	Lach.	
	Lyc.	Nit-ac.	Thuj.		

Drüsenschwellung:	Aur.	Carb-v.	Dulc.	
	Hep.	Sil.		
Durchfall:	Hep.	Nit-ac.	Ph-ac.	
	Plb.			
Erkältungsneigung:	Carb-v.	China	Dulc.	
	Sil.			
Geschwüre:	Aur.	Carb-v.	Ferr.	
	Hep.	Lach.	Nit-ac.	
	Ph-ac.	Sars.	Sil.	
Gliederschmerzen:	Carb-v.	China	Guaj.	
	Hep.	Lach.	Nit-ac.	
	Sars.			
Haarausfall:	Hep.			
Halsbeschwerden:	Hep.	Lach.	Mez.	
Knochenleiden:	Asaf.	Aur.	Calc-c.	
	Guaj.	Hep.	Kali-i.	
	Nit-ac.	Ph-ac.	Phos.	
	Sars.	Staph.		
Mund/Zahnfleischleiden:		Carb-v.	Dulc.	
	Hep.	Nit-ac.	Staph.	
Nervenschwäche:	Aur.	Carb-v.	Ferr.	
	Hep.	Kali-i.	Nit-ac.	
	Ph-ac.			
Vorhaut:	Phos.			

Unverträglich:	Acet-ac.	Phyt.	Sec.	Sil.	

(Merc. und Sil. sollten niemals vor- oder nacheinander gegeben werden, außer mit einem Zwischenmittel – gewöhnlich Hep.)

Es antidotiert:	Ant-c.	Ang.	Ant-t.	Aran.	Arg-met.
	Arg-n.	Ars.	Asaf.	Aur.	Bar-c.
	Bell.	Calad.	Cann-i.	Cann-s.	Carb-v.
	Cham.	Chin.	Chinin-s.	Cina	Cocc.
	Coff.	Con.	Cop.	Cor-r.	Cupr.
	Cupr-ac.	Dulc.	Ferr.	Jac.	Kali-bi.
	Kali-i.	Lach.	Mag-c.	Mag-p.	Mang.
	Merc-c.	Mez.	Nit-ac.	Op.	Osm.
	Phyt.	Plant.	Plb.	Rheum.	Rhus-t.
	Ruta	Sars.	Sep.	Spig.	Sulph.
	Tereb.	Thuj.	Valer.	Verat.	Viol-t.
	Zucker				
Pflanzlich:	Podo.				

Sonstiges:
- Psyche = das Medium.
- Bei allen Mercurialsalzen muß das Salz weggelassen werden.
- Hepar als Zwischenmittel vor Sil.
- Materielles Mercur wird gut von Sil. antidotiert, aber nicht in Potenz.
- §§ Abort 3. Monat.
- Mez. ist das pflanzliche Analogon zu Merc.

Mercurius corrosivus (merc-c.) — Quecksilbersublimat

Komplementär:	Canth.	Caust.			
Folgen gut:	Ars.	Aur.	Bell.	Cadm-s.	Canth.
	Kali-bi.	Kreos.	Lach.	Merc.	Nit-ac.
	Nux-v.	Sul-ac.	Verat.		
Ähnlich:	Ars.	Canth.	Merc-i-r.		
Miasma:	Psora, Sykose, Syphilis				
Antidote:	Ars.	Hep.	Lob.	Merc.	(Merc-sul.)
	Nit-ac.	Sep.	Sil.		
Es antidotiert:	Chromverbindungen	Cop.	Sep.	Ter.	
	Tromb.				

Mercurius cyanatus (merc-cy.) — Quecksilbercyanid

Komplementär:	Apis
Ähnlich:	Diph. Lach.
Miasma:	Syphilis

Mercurius dulcis (merc-d.) — Calomel, Quecksilberchlorür

Komplementär:	Chel.		
Ähnlich:	Kali-m.		
Miasma:	Sykose, Syphilis		
Antidote:	Alum.	Hep.	Podo.

Mercurius iodatus flavus (merc-i-f.) — Quecksilberjodür

Ähnlich:	Lyc.	Merc.	
Miasma:	Syphilis, (Krebs)		
Antidote:	Hep.	Kali-bi.	Lyc.

Mercurius iodatus ruber (merc-i-r.) — Hydrargyrumbijodatum rubrum

Ähnlich:	Lach.
Miasma:	Syphilis, Tuberkulose
Antidote:	Hep.
Unverträglich:	Bell.

Mercurius sulfuricus (merc-sul.) — Hydrargyrum sulfuricum

Miasma:	Psora, Sykose, Syphilis
Antidote:	Hep.

Mezereum (mez.) — Seidelbast

Komplementär:	Merc.	(Merc-sul.)			
Folgen gut:	Acon.	Arg-n.	Bry.	Calc.	Caust.
	Euph.	Ign.	Kali-bi.	Kali-i.	Lyc.
	Merc.	Mur-ac.	Nit-ac.	Nux-v.	Phos.
	Phyt.	Puls.	Rhus-t.	Sil.	Verb.
Ähnlich:	Ars.	Guaj.	Kali-i.	Merc.	Staph.
Miasma:	Psora, Sykose, Syphilis				
Antidote:	Acon.	Acet-ac.	Alum.	Bry.	Calc.
	Camph.	Essig	Hep.	Kali-i.	Merc.
	Nux-v.	Phos.	Rhus-t.	Säuren	Sul-ac.
Es antidotiert:	Alkohol	Calc.	Chr-ac.	Merc.	Nit-ac.
	Phos.	Phyt.	Rhus-t.		
Sonstiges:	Pflanzliches Analogon von Merc.				

Millefolium (mill.) — Schafgarbe

Komplementär:	Acon.		
Ähnlich:	Arn.	Led.	
Miasma:	Psora, Sykose, Syphilis, (Krebs)		
Antidote:	Ant-t.	Ars-i.	Arum-m.
Unverträglich:	Coff.	Kaffee	

Morbillinum (morbill.) — Nosode der Masern

Komplementär: Bell.

Morphinum aceticum aut muriaticum (morph.) — Opiumalkaloid

Miasma:	Psora, (Krebs)				
Antidote:	Acon.	Aven.	Atro.	Bell.	Ip.
	Kaffee	Sulph.			
bei Morphinismus:	Aven.	Cham.	Ip.	Nat-s.	Nux-v.
	Passi.				
Unverträglich:	Essig				
Es antidotiert:	Dubo.	Elec.			

Morphinum sulfuricum (morph-s.) — Morphiumsulfat

Antidote:	Acon.	Atro.	Bell.	Coff.	Ip.

Moschus (mosch.) — Bisam (Sekret d. Moschusbocks)

Komplementär:	Ambr.				
Folgen gut:	Bell.	Cocc.	Coff.	Nux-v.	Op.
	Phos.				
Ähnlich:	Carb-v.	Cast.	Ign.	Nux-m.	Valer.
Miasma:	Psora, Sykose				
Antidote:	Camph.	Coff.			
Unverträglich:	Ambr.				
Es antidotiert:	Chinin-s.	Chlol.	Tarent.	Ther.	

Muriaticum acidum (mur-ac.) — Salzsäure

Komplementär:	Aesc.	Carb-v.	Ph-ac.		
Folgen gut:	Ars.	Bry.	Calc.	Kali-c.	Lyc.
	Mez.	Nux-v.	Puls.	Sep.	Sil.
	Sulph.				

Ähnlich:	Bapt. Bry.	
Miasma:	Psora, Sykose	
Antidote:	Bry. Camph. Ip. Magn.	
Es antidotiert:	Bry. Merc. Op. Sel.	
Sonstiges:	Wenn Nat-m. versagt hat: Mur-ac.	

Muscarinum (muscin.) — Alkaloid (u.a. im Fliegenpilz)

Antidote:	Atro. Atro-s.

Myrica cerifera (myric.) — Wachsmyrte

Komplementär:	Dig. Kali-bi.
Antidote:	Dig.

Myrtus communis (myrt-c.) — Echte Myrte

Komplementär:	Cean.

Naja tripudians (naja) — Kobra, Brillenschlange

Ähnlich:	Cimic. Laur. Spig.
Miasma:	Psora, Sykose, Tuberkulose
Antidote:	Ammoniak Alkohol Salz Tab.

Natrium arsenicum (nat-ar.) — Natriumarsenit

Miasma:	Psora, Sykose, Tuberkulose
Antidote:	Camph.

Natrium carbonicum (nat-c.) — Natriumcarbonat

Komplementär:	Kaliumsalze (Kali-s.) Sep.
Folgen gut:	Calc. Caust. Graph. Kali-c. Lyc. Nat-m. Nat-s. Nit-ac. Nux-v. Puls. Sel. Sep. Sil. Spig. Sulph.

Ähnlich:	Lyc.	Nat-m.			
Miasma:	Psora, Sykose				
Antidote:	Ars.	Camph.	Chin.	Nit-s-d.	Nit-ac.
Unverträglich:	Calc.	Nux-v.	Puls.	Sep.	Sulph.
Es antidotiert:	Ars.	Ars-m.	Chin.	Kali-bi.	Nit-s-d.
Sonstiges:	■ Psyche = Natrium, aber erdhafter. Lehnt „bestimmte" Personen ab. ■ Sonnenstich.				

Natrium hypochlorosum (nat-hchls.) Bleichlauge

Komplementär:	Sep.	
Antidote:	Guaj.	Puls.

Natrium muriaticum (nat-m.) Natriumchlorid, Kochsalz

Komplementär:	Apis	Arg-n.	Bell.	Bry.	Camph.
	Calc-p.	Caps.	Cean.	Chin.	Chinin-ar.
	Eup-per.	Ferr-p.	Hell.	Ign.	Kali-c.
	Lyc.	Myrt.	Nat-s.	Podo.	Sep.
	Thuj.	Tub.			
Folgen gut:	Agn.	Alum.	Anac.	Apis	Ars.
	Brom.	Bry.	Calc.	Cann-s.	Carb-v.
	Chin.	Gels.	Hep.	Kali-c.	Kreos.
	Lyc.	Nat-c.	Nat-s.	Nux-v.	Petr.
	Phos.	Puls.	Rhus-t.	Ruta	Sel.
	Sep.	Spig.	Sulph.	Thuj.	
Ähnlich:	Ign.	Mur-ac.	Puls.		
Akut:	**Apis**	**Bry.**	**Caps.**	**Coff.**	**Ign.**
	Sep.				
Chronisch:	**Nat-m.**				
Zyklus:	Apis – Nat-m. – Sep.		Ign. – Nat-m. – Sep.		
Miasma:	Psora, Sykose, Tuberkulose, (Krebs)				
Antidote:	Arg-n.	Ars.	Camph.	Carb-v.	Con.
	Nit-s-d.	Nux-v.	Phos.	Sep.	
Unverträglich:	Calc-p.	Ferr-p.	Ign.	Kali-m.	Kali-p.
	Kali-s.	Ign.			

Es antidotiert:	Acet-ac.	Agn.	Apis	Arg-n.	Brom.
	Carb-v.	Chin.	Chinin-s.	Chinin.	Cina
	Eisen	Gels.	Lach.	Myrt.	Nit-s-d.
	Op.				

Sonstiges:
- Psyche = unterdrückter Seelenschmerz.
- Nat-m. ist das Antipsorikum von Apis.
- Nat-m. verstärkt die Wirkung von Podo.
- Nat-m. sollte nicht während Fieberanfällen gegeben werden.
- Wenn Nat-m. versagt: Mur-ac. oder Tub. versuchen.
- Schlechte Nachrichten von anderen bzw. über andere: Ign., Nat-m., Sep.

Natrium nitricum (nat-n.) Natriumnitrat

Komplementär:	Chel.

Natrium nitrosum (nat-ns.) Salpetrigsaures Natrium

Antidote:	Kaffee

Natrium phosphoricum (nat-p.) Natriummonohydrogenphosphat

Komplementär:	Teucr.				
Ähnlich:	Cina	Kali-s.	Kreos.		
Miasma:	Sykose				
Antidote:	Apis	Ars.	Camph.	Carb-v.	Nit-s-d.
	Sep.				

Natrium sulphuricum (nat-s.) Natriumsulfat, Glaubersalz

Komplementär:	Arn.	Ars.	Bell.	Dulc.	Nat-m.
	Thuj.				
Folgen gut:	Aloe	Arg-n.	Ars.	Asc-t.	Bell.
	Bry.	Calc.	Calc-s.	Coloc.	Dros.
	Dulc.	Ferr-p.	Gamb.	Lyc.	Nat-c.
	Nat-m.	Podo.	Puls.	Rhod.	Rhus-t.
	Rumx.	Sep.	Squil.	Sulph.	Thuj.
Ähnlich:	Coloc.	Glon.	Med.	Puls.	
Akut:	**Ars.**	**Ip.**			
Chronisch:	Nat-s.				

Miasma:	Psora, Sykose, Syphilis, Tuberkulose
Antidote:	Dulc. Nit-s-d.
Es antidotiert:	Morph.
Sonstiges:	■ Psyche = das feurige Natrium. ■ Hauptmittel bei Asthma.

Nitri spiritus dulcis (nit-s-d.) — Salpetergeist

Antidote:	Calc. Kali-c. Sep.	Camph. Kali-n.	Con. Nat-c.	Carb-v. Nat-m.	Caust. Op.
Unverträglich:	Dig.	Ran-b.			
Es antidotiert:	Calc. Nat-m. Nat-s.	Camph. Kali-c. Phyt.	Carb-v. Kali-n. Plat.	Caust. Nat-c. Seneg.	Con. Nat-p. Sep.

Nitricum acidum (nit-ac.) — Salpetersäure

Komplementär:	Ars. Calc. Lac-c. Puls.	Arum-t. Cann-i. Lach. Sep.	Bapt. Eup-per. Lyc. Syph.	Bell. Hep. Merc. Thuj.	Calad. Kali-c. Petr.
Folgen gut:	Agar. Asaf. Carb-v. Hep. Lyc. Nit-ac. (wirkt vorzüglich nach Kali-c.) Puls. Sul-ac.	Ant-t. Bell. Caust. Kali-br. Merc. Rhus-t. Sulph.	Arg-n. Bov. Con. Kali-c. Merc-c. Sec. Thuj.	Arn. Calc. Fl-ac. Kreos. Mez. Petr. Sep.	Arum-t. Cann-s. Graph. Lach. Nat-m. Phos. Sil.
Ähnlich:	Ars.	Kali-c.	Kreos.	Merc.	
Akut:	**Nit-ac.**				
Chronisch:	Sulph.	Syph.			
Miasma:	Psora, Sykose, Syphilis, Tuberkulose, (Krebs)				
Antidote:	Acon. Hep. Petr. Sep.	Calc. Merc. Phos. Sil.	Calad. Merc-c. Phyt. Sulph.	Camph. Merc-sul. Puls.	Con. Mez. Rhus-t.
Unverträglich:	Hep.	Calc.	Lach.	Nat-m.	Sulph.

Es antidotiert:	Agar.	Calad.	Calc.	Cinnb.	Con.
	Dig.	Kali-i.	Lach.	Merc.	Rhus-v.

Sonstiges:
- Pflanzliches Analogon = Arum-t.
- Psyche = Plage. Ständige innere Unzufriedenheit.
- §§ Abort in der 1. Hälfte der Schwangerschaft.

Nitrogenium oxygenatum (nitro-o.)   Lachgas, Stickstoffmonooxid

Antidote: Bell.

Nux moschata (nux-m.)   Muskatnuß

Komplementär:	Calc.	Lyc.			
Folgen gut:	Ant-t.	Asaf.	Cocc.	Con.	Croc.
	Gels.	Ign.	Lyc.	Mag-c.	Mosch.
	Nux-v.	Op.	Puls.	Rhus-t.	Sep.
	Stram.	Sulph.	Ter.	Valer.	Zinc.
Ähnlich:	Cann-i.	Croc.	Gels.	Mosch.	Op.
	Puls.	Rhus-t.			
Antidote:	Ars.	Camph.	Gels.	Kümmel	Laur.
	Nux-v.	Op.	Rhod.	Valer.	Zinc.
Unverträglich:	Nux-v.	Puls.	Sil.	Squil.	Sulph.
Es antidotiert:	Alkohol	Ars.	Calc.	Chinin-s.	Ign.
	Lach.	Laur.	Merc.	Plb.	Rad-br.
	Rheum.	Rhod.	Terpentin		

Nux vomica (nux-v.)   Brechnuß

Komplementär:	Aesc.	Arn.	Bry.	Cact.	Calc.
	Cham.	Con.	Croc.	Dros.	Kali-c.
	Merc.	Phos.	Puls.	Rheum.	Sep.
	Sulph.	Strych.			
Folgen gut:	Acon.	Act-sp.	Aesc.	Agar.	Aloe
	Ambr.	Am-m.	Aran.	Ars.	Asar.
	Aur.	Bar-c.	Bell.	Bry.	Cact.
	Calad.	Calc.	Caps.	Carb-v.	Caust.
	Cham.	Chin.	Cob.	Cocc.	Coff.
	Colch.	Con.	Cupr.	Dig.	Dros.
	Dulc.	Euph.	Gels.	Graph.	Guaj.
	Hyos.	Ign.	Ip.	Kali-c.	Kali-m.
	Kreos.	Lach.	Lyc.	Mag-c.	Merc.

	Mill.	Mosch.	Mur-ac.	Nat-m.	Op.
	Par.	Petr.	Ph-ac.	Phos.	Phyt.
	Plb.	Podo.	Puls.	Rheum	Rhus-t.
	Sel.	Sep.	Sil.	Stram.	Sulph.
	Tab.	Thuj.	Valer.	Verat.	
Ähnlich:	Crat.	Ign.	Lyc.	Mag-c.	
Akut:	Nux-v.				
Chonisch:	Kali-c.	Lyc.	Phos.	Sep.	Sulph.
Miasma:	Psora, Sykose, Syphilis				
Antidote:	Acon.	Alkohol	Ambr.	Am-m.	Ars.
	Bell.	Branntwein	Camph.	Cham.	Cocc.
	Coff.	Dig.	Essig	Euph.	Ign.
	Iris	Kaffee	Lach.	Oleander	Op.
	Pall.	Plat.	Puls.	Pflanzensäuren	
	Stram.	Sulph.	Thuj.	Wein	
Unverträglich:	Acet-ac.	Alkohol	Aster.	Caust.	Cham.
	Essig	Ign.	Nat-c.	Nux-m.	Säuren
	Tab.	Zinc.			
Es antidotiert:	Acon.	Aesc.	Agn.	Äther	Ail.
	Alkohol	All-c.	Aloe	Alumn.	Ambr.
	Am-m.	Aromastoffe	Ars.	Ars-h.	Bell.
	Bism.	Bry.	Calc.	Carb-an.	Caust.
	Cham.	Chin.	Chinn-s.	Clem.	Cocc.
	Coloc.	Coff.	Colch.	Coll.	Cupr-ac.
	Cupr.	Dig.	Euph.	Gels.	Glon.
	Graph.	Grat.	Guaj.	Hydr-ac.	Ign.
	Ind.	Ip.	Iris	Kali-br.	Kreos.
	Lach.	Lil-t.	Lyc.	Mag-c	Mag-bcit.
	Mag-m.	Mag-p.	Malaria	Malar.No.I	Merc.
	Mez.	Morph.	Nat-m.	Nux-m.	Ol-an.
	Olnd.	Op.	Ost.	Petr.	Phos.
	Ph-ac.	Plb.	Podo.	Puls.	Rad-br.
	Rheum	Rhod.	Sin-n.	Stram.	Stry.
	Sulph.	Sul-ac.	Tab.	Tell.	Thuj.
	Wein	X-Ray	Zing.		
Sonstiges:	■ Psyche = der Eroberer. Blöde Reime, Sprüche klopfen. Leistungsdenken.
	■ Sulph. kann da die Heilung vollenden, wo Nux-v. nur lindern konnte.
	■ Wenn kein Mittel, auch das passendste nicht, vertragen wird.
	■ Überschrittener Nux-v.-Zustand = Sulf-ac.
	■ Abends verabreichen!
	■ Bei Verdacht auf Nux-v. immer auch Mag-c. vergleichen.
	■ §§ Abort 3. Monat.

Oleander (olnd.) — Lorbeerrose

Folgen gut:	Agn.	Cocc.	Con.	Croc.	Gels.
	Lyc.	Nat-m.	Puls.	Rhus-t.	Sep.
	Spig.	Sulph.			
Ähnlich:	Anac.	Chin.			
Miasma:	Psora				
Antidote:	Camph.	Cocc.	Nux-v.	Sulph.	

Oleum animale aethereum Dippeli (ol-an.) — Stinkendes Tieröl

Folgen gut:	Sep.	
Ähnlich:	Sulph.	Tell.
Miasma:	(Krebs)	
Antidote:	Camph.	Nux-v.	Op.

Oleum jecoris aselli (ol-j.) — Dorschlebertran

Miasma:	Psora, Sykose, Tuberkulose	
Antidote:	Iris	
Es antidotiert:	Ars.	Hep.

Opium (op.) — Schlafmohn

Komplementär:	Alum.	Bar-c.	Bry.	(Camph.)	Cupr.
	Phos.	Plb.	Sulph.	Tab.	
Folgen gut:	Acon.	Aeth.	Agar.	Ant-t.	Bell.
	Brom.	Bry.	Carb-v.	Cham.	Cic.
	Coff.	Colch.	Croc.	Cupr.	Dig.
	Gels.	Glon.	Hyos.	Ip.	Merc.
	Mosch.	Mur-ac.	Nat-m.	Nux-m.	Nux-v.
	Ph-ac.	Phos.	Plb.	Samb.	Stram.
	Tab.	Zinc.			
Ähnlich:	Arn.	Nux-m.	Coff.		
Miasma:	Psora, Sykose, (Krebs)				

Antidote:	Acet-ac.	Aeth.	Arg-n.	Atro.	Bell.
	Berb.	Calc.	Caps	Camph.	Cham.
	Chinin-s.	Cic.	Cinnm.	Con.	Cupr.
	Dig.	Essig	Gels.	Hep.	Ip.
	Kaffee	Kali-n.	Kali-per.	Merc.	Merc-s.
	Mur-ac.	Nat-m.	Nux-v.	Pass.	Puls.
	Sang.	Sars.	Stram.	Sulph.	Plb.
	Verat.	Vanil.	Vinc.	Wein	Zinc.
Unverträglich:	Gels.	Ip.			
Es antidotiert:	Aeth.	Aloe	Amyg.	Ant-t.	Ars.
	Atro.	Bell.	Brom.	Bufo	Camph.
	Cast.	Cic.	Cinnb.	Coff.	Col.
	Croc.	Crot-h.	Dig.	Euph.	Gamb.
	Gels.	Hura	Hura-c.	Hydr-ac.	Iod.
	Ip.	Lach.	Laur.	Led.	Merc.
	Nit-s-d.	Nux-m.	Nux-v.	Ol-an.	Plb.
	Phyt.	Sec.	Stram.	Stry.	Tab.
	Verat.				
Sonstiges:	■ §§ Abort in den letzten Monaten der Schwangerschaft.				
	■ Psyche = „Blissed-out". Innere Glückseligkeit.				

Osmium metallicum (osm.) — Das Element Osmin

Ähnlich: Ars. Iod. Phos.

Miasma: Syphilis

Antidote: Bell. Hep. Merc. Merc-sul. Ph-ac.
Sil. Spong.

Ostrya virginica (ost.) — Hopfen-Hainbuche

Antidote: Bry. Macrot. Nux-v.

Oxalicum acidum (ox-ac.) — Oxalsäure

Ähnlich: Ars. Pic-ac.

Antidote: Erdbeeren Kalziumkarbonat Magnesiumkarbonat

Es antidotiert: Coff.

Oxygenium (oxyg.) — Sauerstoff

Miasma: (Krebs)

Antidote: Camph.

Paeonia officinalis (paeon.)   Pfingstrose

Ähnlich:	Rat.
Antidote:	Aloe Rat.

Palladium metallicum (pall.)   Palladium

Komplementär:	Plat.		
Folgen gut:	Bell.	Chin.	Glon.
Ähnlich:	Asaf.	Plat.	
Miasma:	Sykose		
Antidote:	Bell.	Chin.	Glon.
Es antidotiert:	Nux-v.		

Pareira brava (pareir.)   Grießwurz

Ähnlich:	Berb.	Med.
Miasma:	Sykose	
Antidote:	Coff.	

Paris quadrifolia (par.)   Einbeere

Folgen gut:	Calc.	Coff.	Colch.	Iod.	Led.
	Lyc.	Nux-v.	Phos.	Puls.	Rhus-t.
	Sep.	Sulph.			
Ähnlich:	Bell.	Nux-v.			
Miasma:	Psora				
Antidote:	Camph.	Coff.	Kaffee	Sulph.	
Unverträglich:	Ferr-p.				
Es antidotiert:	Acon.				

Parthenium hysterophorus (parth.)   Bitterer Besenginster

Es antidotiert:	Chinin.	Chinin-s.

Passiflora incarnata (passi.) — Passionsblume

Es antidotiert:	Morph.	Op.	(Stry.)

Pediculus capitis (ped.) — Kopflaus

Miasma:	Psora
Antidote:	Chin.

Petroleum (petr.) — Steinöl, Bergöl

Komplementär:	Cocc.	Nit-ac.	Phos.	Sep.	
Folgen gut:	Acon.	Agar.	Ars.	Bry.	Calc.
	Carb-v.	Caust.	Cham.	Cocc.	Kreos.
	Lyc.	Nat-m.	Nit-ac.	Nux-v.	Phos.
	Puls.	Sep.	Sil.	Sulph.	Thuj.
Ähnlich:	Graph.	Sep.			
Miasma:	Psora, Sykose, Syphilis				
Antidote:	Acon.	Camph.	Cocc.	Nux-v.	Phos.
Es antidotiert:	Nit-ac.				

Petroselinum sativum (petros.) — Krause Blattpetersilie

Komplementär:	Caust.
Miasma:	Sykose, Syphilis

Phellandrium aquaticum (phel.) — Wasserfenchel

Ähnlich:	Asaf.
Antidote:	Rheum

Phosphoricum acidum (ph-ac.) — Phosphorsäure

Komplementär:	Chin.	Ign.	Mur-ac.	Rhus-t.	Sulph.
	Staph.	Verat.			
Folgen gut:	Acon.	Agar.	Antho.	Ars.	Asaf.
	Bell.	Calc.	Calc-p.	Caust.	Chin.

	Coff.	Cupr.	Dig.	Dulc.	Ferr.
	Ferr-p.	Fl-ac.	Gels.	Hyos.	Ign.
	Kali-p.	Lach.	Lyc.	Merc.	Nat-p.
	Nux-v.	Op.	Puls.	Rheum.	Rhus-t.
	Sel.	Sep.	Staph.	Sulph.	Verat.
	Zinc.				
Ähnlich:	Gels.				
Miasma:	Psora, Sykose, Syphilis, Tuberkulose, (Krebs)				
Antidote:	Acon.	Arn.	Camph.	Cocc.	Coff.
	Kaffee	Nux-v.	Staph.		
Es antidotiert:	Lach.	Merc.	Osm.	Slag	
Sonstiges:	■ Psyche = betäubte Gefühle. ■ Wirkt gut vor oder nach Chin.				

Phosphorus (phos.) — Gelber Phosphor

Komplementär:	Acon.	All-c.	Ars.	Ars-i.	Bry.
	Calc.	Carb-v.	Chin.	Cist.	Con.
	Cupr.	Ip.	Kali-bi.	Kali-c.	Kreos.
	Lach.	Lept.	Lyc.	Nux-v.	Op.
	Petr.	Phos.	Puls.	Rhus-t.	Rhus-v.
	Sang.	Sep.	Sil.	Sulph.	Tub.
Folgen gut:	Acon.	Agar.	Alum.	Am-c.	Ars.
	Aur.	Bell.	Brom.	Bry.	Calc.
	Calc-p.	Caust.	Carb-v.	Chin.	Cina
	Dig.	Graph.	Hell.	Hep.	Iod.
	Ip.	Kali-c.	Lyc.	Mag-c.	Mez.
	Mosch.	Nat-s.	Nux-v.	Op.	Par.
	Petr.	Pic-ac.	Puls.	Rhus-t.	Sec.
	Sep.	Sil.	Stront-c.	Sulph.	Ter.
	Verat.	Verb.			
Ähnlich:	Caust.	Con.	Bism.	Kali-c.	Sil.
Zyklus:	All-c. – Phos. – Sulph. Acon. – Bry. – Phos.		Puls. – Phos. – Sil.		
Miasma:	Psora, Sykose, Syphilis, Tuberkulose, (Krebs)				
Antidote:	Ars.	Calc.	Camph.	Cham.	Chlf.
	Coff.	Kaffee	Mez.	Nux-v.	Psor.
	Sep.	Ter.	Wein		
Unverträglich:	Apis	Caust.	Cham.	Rhus-t.	

Es antidotiert:	Arg-n. Merc. Rhus-v. Tub.	Camph. Mez. Rumx.	Elec. Nat-m. Salz	Iod. Nit-ac. Tab.	Kali-bi. Petr. Ter.
Akut:	Bry.	Nux-v.			
Chronisch:	Phos.				

Sonstiges:
- Psyche = Mangel an Grenzen.
- Calc-p. beendet Phos.-Kuren.
- Arg-n. liegt zwischen Puls. und Phos.
- Phos. ist nach Kali-c. vorzüglich wirksam.
- Pflanzliches Analogon = All-c.

Physostigma venenosum (phys.)   Kalabar-Bohne

Ähnlich:	Agar.	Gels.	Nux-v.		
Antidote:	Arn. Lil-t.	Atropin	Camph.	Chlol.	Kaffee
Es antidotiert:	Atro.				

Phytolacca decandra (phyt.)   Kermesbeere

Komplementär:	Kali-i.	Rhust-t.	Sil.		
Folgen gut:	Bell. Ign. Nit-ac. Sulph.	Bry. Kali-bi. Nux-v. Syph.	Cimic. Kali-i. Op.	Dulc. Merc. Rhus-t.	Hell. Micr. Sil.
Ähnlich:	Bry. Rhus-t.	Graph.	Kali-bi.	Kali-i.	Merc.
Miasma:	Psora, Sykose, Syphilis, Tuberkulose, (Krebs)				
Antidote:	Bell. Merc. Op.	Dig. Mez. Salz	Ign. Milch Sulph.	Iris Nit-ac.	Kaffee Nit-s-d.
Unverträglich:	Merc.				
Es antidotiert:	Bapt.	Eucal.			

Picricum acidum (pic-ac.)   Pikrinsäure

Komplementär:	Fl-ac.

Pilocarpinum (piloc.) — Pilocarpin

Miasma:	Syphilis
Antidote:	Am-c. Atropin Brandy
Es antidotiert:	Dubo.

Piper methysticum (pip-m.) — Kava-Kava, Rauschpfeffer

Antidote:	Puls. Rhus-t.
Es antidotiert:	Caust.

Piper nigrum (pip-m.) — Schwarzer Pfeffer

Miasma:	Sykose
Es antidotiert:	Cina

Plantago major (plan.) — Breitwegerich

Antidote:	Merc.
Es antidotiert:	Apis Rhus-t. Tab.

Platinum metallicum (plat.) — Platin

Komplementär:	Pall.	Sep.			
Folgen gut:	Agn.	Anac.	Arg-n.	Asaf.	Bell.
	Caust.	Croc.	Dig.	Ign.	Lach.
	Lyc.	Merc.	Meny.	Plb.	Puls.
	Rhus-t.	Sabad.	Sabin.	Sep.	Stront-c.
	Verat.				
Ähnlich:	Cupr.	Ign.	Plb.	Stann.	
Miasma:	Psora, Sykose, Syphilis				
Antidote:	Bell.	Colch.	Dulc.	Puls.	Nit-s-d.
Es antidotiert:	Lil-t.	Nux-v.	Plb.	Puls.	(Sil.)
Sonstiges:	■ Psyche = Hysterie, Stolz, Nymphomanie.				
	■ Plat. ist das metallische Analogon zu Valer.				

Plumbum aceticum (plb-act.) Bleizucker

Miasma:	Psora
Es antidotiert:	Lyc. Chlor.

Plumbum metallicum (plb.) Blei

Komplementär:	Op.	Prop.	Rhus-t.	Thal.	
Folgen gut:	Alum. Bell. Hyos. Merc. Petr. Stram.	Alumn. Caust. Jug-r. Merc-sul. Phos. Sul-ac.	Anac. Chin. Kali-i. Nat-m. Plat. Sulph.	Ant-c. Cocc. Kreos. Nux-v. Puls. Zinc.	Ars. Hep. Lyc. Op. Sil.
Ähnlich:	Ars.	Aur.	Op.		
Miasma:	Psora, Sykose				
Antidote:	Acet-ac. Ars. Elec. Kali-br. Nat-m. Petr. Sulph.	Aeth. Bell. Essig Kali-i. Nat-s. Plat. Zinc.	Alum. Caust. Hep. Kreos. Nux-m. Plect.	Alumn. Cocc. Hyos. Lyc. Nux-v. Stram.	Ant-c. Coloc. Iod. Merc-sul. Op. Sul-ac.
Es antidotiert:	Aeth.	Aster.	Op.	Rhus-t.	
Sonstiges:	§§ Abort 2., 3., 5., 6., 7. Monat.				

Podophyllum peltatum (podo.) Maiapfel

Komplementär:	Calc.	Caust.	Nat-m.	Sulph.	
Folgen gut:	Aloe Gamb. Lyc. Sulph.	Chel. Ign. Merc. Verat.	Colch. Iris Nat-s.	Coloc. Jatr. Nux-v.	Crot-t. Lept. Sul-ac.
Ähnlich:	Aloe	Chin.	Merc.		
Miasma:	Psora, Sykose				
Antidote:	Calc. Merc-d.	Coloc. Merc-sul.	Lact-ac. Nat-m.	Lept. Nux-v.	Merc. Sulph.

Es antidotiert:	Lob-s.	Merc.	Sarr.
Unverträglich:	Salz		
Sonstiges:	■ Podo. ist das vegetabile Quecksilber.		
	■ Nat-m. verstärkt die Wirkung von Podo.		

Popolus candicans (pop-c.) — Balsampappel

| **Antidote:** | Rhus-t. |

Primula obconica (prIm-o.) — Becherprimel

| **Antidote:** | Fago. |

Propolis (propl.) — Substanz d. Pollenverdauung d. Biene

| **Komplementär:** | Plb. | |
| **Antidote:** | (Kaffee) | (Whisky) |

Psorinum (psor.) — Flüssigkeit a. d. Krätzebläschen

Komplementär:	Arn.	Ars.	Bac.	Bar-c.	Calc-p.
	Chin.	Hep.	Kali-bi.	Lac-ac.	Med.
	Sec.	Sep.	Sulph.	Tub.	
Folgen gut:	Alum.	Bar-c.	Bor.	Carb-v.	Chin.
	Graph.	Hep.	Kali-bi.	Sulph.	Tub.
Ähnlich:	Graph.	Mang.	Phos.	Sulph.	
Akut:	Bac.				
Chronisch:	Psor.				
Zyklus:	Acon. – Sulph. – Psor.				
Miasma:	Psora, Sykose, Syphilis, Tuberkulose, (Krebs)				
Antidote:	Coff.	Kaffee			
Unverträglich:	Con.	Lach.	(Sep.)		
Sonstiges:	Psyche = Starke Unsicherheit. Armutsbewußtsein.				

Pulsatilla pratensis (puls.) — Kuhschelle, Küchenschelle

Komplementär:	All-c.	Ant-c.	Apis	Arg-n.	Ars.
	Asaf.	Asar.	Bell.	Bry.	Calc.
	Carc.	Caust.	Cham.	Chin.	Coff.
	Croc.	Graph.	Ign.	Kali-bi.	Kali-m.
	Kali-s.	Lyc.	Nit-ac.	Nux-v.	Phos.
	Rhus-t.	Sep.	Sil.	Stann.	Sul-ac.
	Sulph.	Sumb.	Teucr.	Thuj.	(Tub.)
	Zinc.				
Folgen gut:	Acon.	Agar.	Agn.	Alum.	Ambr.
	Am-m.	Anac.	Ang.	Ant-c.	Ant-t.
	Apis	Arn.	Ars.	Asaf.	Aur.
	Bell.	Bry.	Calc.	Cann-s.	Canth.
	Caps.	Carb-v.	Caust.	Cham.	Chel.
	Chin.	Coff.	Colch.	Con.	Cupr.
	Cycl.	Dig.	Dulc.	Euph.	Ferr.
	Fl-ac.	Gels.	Graph.	Ign.	Ip.
	Kali-bi.	Kali-c.	Kali-br.	Kali-m.	Kali-n.
	Kali-s.	Lach.	Lyc.	Mag-c.	Mang.
	Meny.	Merc.	Mill.	Nat-c.	Nat-m.
	Nat-s.	Nit-ac.	Nux-v.	Petr.	Phos.
	Plat.	Ran-b.	Rheum	Rhus-t.	Sabad.
	Sep.	Sil.	Spig.	Stann.	Sul-ac.
	Sulph.	Valer.	Verb.		
Ähnlich:	Anthrac.	Apis	Cimic.	Cycl.	Graph.
	Ham.	Kali-bi.	Kali-s.	Nat-s.	Nux-v.
	Nux-m.				
Akut:	**Puls.**				
Chronisch:	Graph.	Kali-s.	(Lyc.)	Sil.	
Zyklus:	Puls. – Sil. – Fl-ac.			Kali-s. – Puls. – Sil.	
	Puls. – Lyc. – Fl-ac.			Puls. – Lyc. – Kali-c.	
	Puls. – Sil. – Fl-ac.			Puls. – Phos. – Sil.	
Miasma:	Psora, Sykose				
Antidote:	Acet-ac.	Ant-c.	Ant-t.	Asaf.	Bell.
	Camph.	Calc-p.	Cench.	Cham.	Chin.
	Coff.	Essig	Ign.	Kaffee	Lyc.
	Nux-v.	Plant.	Plat.	Rheum	Säuren
	Stann.	Sul-ac.	Sulph.	fette Speisen	
Unverträglich:	Nat-c.	Nux-m.	Sec.	Sep.	
Es antidotiert:	Agar.	Alum.	Ambr.	Ant-c.	Ant-t.
	Anthraci.	Arg-met.	Arg-n.	Arum-t.	Asaf.
	Aur.	Bell.	Bry.	Calc-ar.	Canth.
	Cham.	Chin.	Chinin-s.	Cimic.	Coff.
	Colch.	Cupr.	Cycl.	Euph.	Ferr.

Ferr-p.	Gels.	Ham.	Ign.	Jac.
Kali-bi.	Kali-m.	Lit-t.	Lyc.	Mag-c.
Merc.	Nat-hchls.	Nit-ac.	Nux-v.	Op.
Pip-m.	Plat.	Psor.	Ran-b.	Ran-s.
Rheum	Sabad.	Sabal.	Sabin.	Sel.
Spig.	Stann.	Stram.	Sul-ac.	Sulph.
Tab.	Tarent.	Tub.	Thuj.	Valer.
Verat.	Viol-t.	Whisky	Ziz.	

Sonstiges:
- Psyche = das weibliche Prinzip. Weichheit.
- Erstes Mittel bei chron. Behandlung, gleicht aus und sortiert die Symptome.
- Arg-n. steht zwischen Puls. und Phos.
- Oft nach Tub. angezeigt.
- §§ Abort 8. Monat.
- Tränenreiche und wechselnde Beschwerden.

Pulsatilla nuttaliana (puls-n.) — Wiesenküchenschelle

Miasma: Psora, Sykose, Tuberkulose

Antidote: Ant-c.

Pyrogenium (pyrog.) — Pyrexin, Sepsin

Komplementär:	Anthraci. Sulph.	Ars.	Bry.	Lach.	Rhus-t.
Folgen gut:	Ars. Hydr. Sep.	Aur-m-n. Mang.	Bry. Merc.	Chin. Pall.	Cimic. Psor.
Ähnlich:	Antho.	Ars.	Bapt.	Echi.	

Miasma: Psora, Sykose, Syphilis, Tuberkulose

Antidote: Bell. Calc-s.

Pyrus amercanus (pyrus) — Amerik. Eberesche

Antidote: Camph.

Radium bromatum (rad-br.) — Radiumbromid

Ähnlich: Phos. Tell. Puls. Rhus-r. Rhus-t. Rhus-v.

Miasma: Psora, Sykose, Syphilis, Tuberkulose, (Krebs)

Antidote: Nux-m. Rhus-t. Rhus-v. Tell.

Es antidotiert: Bell.

Ranunculus bulbosus (ran-b.) — Knollenhahnenfuß

Komplementär:	Bry.	Ign.			
Folgen gut:	Bry. Rhus-t. Verb.	Ign. Sabad.	Kali-c. Sep.	Nux-v. Staph.	Puls. Sulph.
Ähnlich:	Bry.	Canth.	Rhus-t.		
Miasma:	Psora, Sykose, Tuberkulose, (Krebs)				
Antidote:	Anac. Crot-t.	Bry. Puls.	Camph. Rhus-t.	Cham.	Clem.
Unverträglich:	Acet-ac. Kali-n.	Alkohol Nit-s-d.	Anac. Staph.	Branntwein Sulph.	Essig Wein
Es antidotiert:	Anac.	Crot-t.	Rhus-t.	Rhus-v.	

Ranunculus glacialis (ran-g.) — Gletscherröschen

Antidote: Kaffee

Ranunculus sceleratus (ran-s.) — Gifthahnenfuß

Folgen gut:	Ars. Ign. Puls. Verat.	Aum-t. Kali-c. Rhus-t.	Bell. Lach. Sabad.	Bry. Nux-v. Sep.	Fl-ac. Phos. Sil.
Ähnlich:	Ars.	Arum-t.			
Antidote:	Anac. Clem. Wein	Bals-p. Crot-t.	Bry. Kaffee	Camph. Puls.	Cham. Rhus-t.
Unverträglich:	Acet-ac. Vinum	Kali-n.	Nit-s-d.	Staph.	Sulph.

Raphanus sativus (raph.) — Schwarzer Rettich

Folgen gut: Lyc.

Antidot: Trinken von kaltem Wasser.

Ratanhia peruvania (rat.) — Krameria triandra (Strauch)

Komplementär:	Cina
Miasma:	Sykose
Es antidotiert:	Merc. Paeon.

Rheum palmatum (rheum) — Chin. Rhabarber

Komplementär:	Bell. Puls.	Mag-c. Rhus-t.	Merc. Sulph.	Merc-sul.	Nux-v.
Folgen gut:	Bell. Mag-c. Rhus-t.	Calc. Merc. Sulph.	Cham. Nux-v.	Coloc. Ph-ac.	Ip. Puls.
Ähnlich:	Cham.				
Miasma:	Psora				
Antidote:	Camph. Merc.	Canth. Nux-m.	Cham. Nux-v.	Coloc. Puls.	Mag-c.
Es antidotiert:	Calen.	Canth.	Mag-c.	Phel.	

Rhododendron chrysanthum (rhod.) — Gichtrose

Folgen gut:	Arn. Carb-v. Merc. Sep.	Ars. Caust. Nux-m. Sil.	Bry. Clem. Nux-v Sulph.	Calc. Con. Puls.	Carb-an. Lyc. Rhus-t.
Ähnlich:	Rhus-t.				
Miasma:	Psora, Sykose, Syphilis, Tuberkulose				
Antidote:	Bry. Rhus-t.	Camph.	Clem.	Nux-m.	Nux-v.
Es antidotiert:	Nux-m.	Rhus-t.			

Rhus toxicodendron (rhus-t.) — Giftsumach

Komplementär:	Arn. Calc. Med. Plb. Ruta	Ars. Calc-f. Nat-m. Puls. Tub.	Bell. Caust. Ph-ac. Pyrog. Variol.	Bov. Lyc. Phos. Rhus-v.	Bry. Mag-c. Phyt. Sulph.

Folgen gut:	Acon.	Agar.	Am-c.	Am-m.	Anac.
	Ang.	Aran.	Arn.	Ars.	Bell.
	Berb.	Bov.	Bry.	Cact.	Calc.
	Calc-p.	Caust.	Cham.	Cic.	Clem.
	Coff.	Colch.	Con.	Crot-t.	Dros.
	Dulc.	Euph.	Graph.	Guaj.	Hep.
	Hyos.	Kali-n.	Lach.	Lyc.	Med.
	Meny.	Merc.	Mez.	Mur-ac.	Nit-ac.
	Nux-v.	Ph-ac.	Phos.	Phyt.	Puls.
	Rhus-v.	Rhod.	Ruta	Samb.	Sep.
	Sil.	Spig.	Sulph.	Verat.	Zinc.

Ähnlich:	Arn.	Bry.	Bov.	Dulc.

Akut:	**Rhus-tox.**	**Arn.***
Chronisch:	Calc.	Rhus-t.*

Zyklus:	Arn. – Rhus-t. – Calc.	Bry. – Rhus-t. – Calc.

Miasma:	Psora, Sykose, Tuberkulose

Antidote:	Acon.	Am-c.	Anac.	Apis	Ars.
	Bell.	Bry.	Camph.	Clem.	Coff.
	Crot-t.	Cupr.	Cypr.	Graph.	Grind.
	Guaj.	Kaffee	Kali-s.	Lach.	Lappa
	Led.	Merc.	Mez.	Milch	Plat.
	Plb.	Ran-b.	Rhod.	Sang.	Sep.
	Sars.	Serp.	Sulph.	Tanac.	Tub.
	Verbe-h.	Vib.	Virg.	Vollbad	

Unverträglich:	Anac.	Apisin.	Apis	Phos.

Es antidotiert:	Agar.	Agn.	Ail.	Anac.	Anac-oc.
	Anag.	Anthraci.	Ant-t.	Apis	Arg-n.
	Ars.	Bry.	Caj.	Chin.	Chr-ac.
	Cist.	Clem.	Cupr.	Daph.	Guaj.
	Jac.	Jug-r.	Kali-i.	Kali-p.	Lach.
	Led.	Malaria	Malar.No.III	Mez.	Nit-ac.
	Pip-m.	Pop-c.	Rad-br.	Ran-b.	Rhod.
	Sapon.	Sep.	Sin-n.	Sulph.	Verat.
	Viol-t.				

Sonstiges:
- Psyche = Ruhelosigkeit. Steifheit.
- § 251 – Doppelgabe.
- Seneg. steht zwischen Bry. und Rhus-t.
- Wenn Rhus-t. ungenügend erscheint, wirkt Calc-f. tiefer und länger.
- Wo Rhus-t. angezeigt, aber nicht besserte: Bov.

Rhus venenata (rhus-v.) — Firnissumach

Komplementär:	Bry.	Phos.	Rhus-t.		
Antidote:	Bry.	Clem.	Nit-ac.	Phos.	Ran-b.
Es antidotiert:	Rad-br.				

Rumex crispus (rumx.) — Krauser Ampfer

Folgen gut:	Bell. Phos.	Calc.	Con.	Hyos.	Lach.
Ähnlich:	Caust.	Seneg.			
Miasma:	Psora, Tuberkulose				
Antidote:	Bel. Phos.	Camph.	Con.	Hyos.	Lach.

Ruta graveolens (ruta) — Gartenraute

Komplementär:	Calc-p.	Sil.			
Folgen gut:	Calc. Merc. Sep.	Caust. Nat-m. Sil.	Ign. Ph-ac. Sul-ac.	Kali-bi. Puls. Sulph.	Lyc. Rhus-t.
Ähnlich:	Arn.	Phyt.	Ran-s.	Rhus-t.	Symph.
Miasma:	Psora, Sykose				
Antidote:	Camph.	Merc-sul.	Merc.		
Es antidotiert:	Merc.				
Sonstiges:	§§ Abort 7. Monat.				

Sabadilla (sabad.) — Läusekraut

Komplementär:	Sep.	Thuj.			
Folgen gut:	Ars. Merc-sul.	Bell. Nux-v.	Con. Plat.	Gels. Puls.	Merc.
Ähnlich:	Ars.	Puls.	Urt-u.		
Miasma:	Psora, Sykose, Syphilis, Tuberkulose				

Antidote:	Camph.	Con.	Lach.	Lyc.	Puls.	
Es antidotiert:	Bell.					
Sonstiges:	Sehr lange wirkendes Mittel.					

Sabal serrulata (sabal)   Zwerg-Sägepalme

Komplementär:	Ferr-pic.	Thuj.
Antidote:	Puls.	Sil.

Sabina (sabin.)   Sadebaum

Komplementär:	Thuj.				
Folgen gut:	Ars. Rhus-t.	Bell. Spong.	Calc. Sulph.	Plat.	Puls.
Ähnlich:	Caul.	Puls.			
Miasma:	Psora, Sykose, Tuberkulose				
Antidote:	Camph.	Puls.			
Es antidotiert:	Thuj.				
Sonstiges:	§§ Abort 2., 3. Monat.				

Saccharum officinale (sacch.)   Raffinierter Rohrzucker

Antidote:	(Acet-ac.)	
Es antidotiert:	Cupr.	Cupr-ac.

Salamandra maculata (salam.)   Salamander

Komplementär:	Bufo	Lach.

Salicylicum acidum (sal-ac.)   Salicylsäure

Es antidotiert:	Anthraci.

Salolum (salol.)   Salicylsäurephenylester

Antidote:	Bry.

Salvia officinalis (salv.) — Gartensalbei

Es antidotiert:	Chin.

Sambucus nigra (samb.) — Schwarzer Holunder

Folgen gut:	Arn.	Ars.	Bell.	Chin.	Con.
	Dros.	Nux-v.	Phos.	Rhus-t.	Sep.
Ähnlich:	Bell.	Brom.			
Miasma:	Psora				
Antidote:	Ars.	Camph.			
Es antidotiert:	Ars.	Lach.			

Sanguinaria canadensis (sang.) — Kanad. Blutwurzel

Komplementär:	Ant-t.	Phos.	Sars.
Ähnlich:	Bell.	Phos.	
Akut:	Bell.		
Chronisch:	Sang.		
Miasma:	Psora, Sykose, Syphilis, Tuberkulose, (Krebs)		
Antidote:	Op.		
Es antidotiert:	Bapt.	Iodof.	Op.	Rhus-t.

Sanicula aqua (sanic.) — Wasser d. Sanicula-Quellen

Komplementär:	Eup-per.	Calc-p.	Cham.	Sil.	
Ähnlich:	Calc.	Calc-p.	Cham.	Mag-m.	Nat-m.
	Sil.	Tub.			
Akut:	Cham.				
Chronisch:	Sanic.				
Miasma:	Psora, Sykose, Tuberkulose				
Sonstiges:	Fisch-Geruch.				

Saponium (sapin.) — Saponin

Antidote:	(Ars.)	Rhus-t.

Sarracenia purpurea (sarr.) — Schlauchpflanze

Miasma:	Psora, Sykose
Antidote:	Podo.
Es antidotiert:	Vario.

Sarsaparilla officinalis (sars.) — Sarsparillawurzel

Komplementär:	All-c.	Apis	Merc.	Sang.	Sep.
Folgen gut:	All-c.	Bell.	Calc.	Fl-ac.	Hep.
	Merc.	Phos.	Rhus-t.	Sep.	Sulph.
Ähnlich:	Calc.	Petr.			
Zyklus:	Sulph. – Sars. – Sep.		Sars. – Sep.		
Miasma:	Psora, Sykose, Syphilis, Tuberkulose				
Antidote:	Bell.	Camph.	Merc.	Sep.	
Unverträglich:	Acet-ac.	Essig			
Es antidotiert:	Merc.	Op.	Rhus-t.		

Scarlatinum (scarl.) — Nosode des Scharlachfiebers

Antidote:	Bell.

Scrophularia nodosa (scroph-n.) — Knotige Braunwurz

Antidote:	Bry.

Secale cornutum (sec.) — Mutterkorn

Komplementär:	Ars.	Cupr.	Psor.	Thuj.	
Folgen gut:	Acon.	Am-c.	Ars.	Bell.	Chin.
	Coloc.	Hyos.	Merc.	Op.	Phos.
	Puls.	Rhus-t.	Verat.		
Ähnlich:	Nux-m.	Ust.			
Miasma:	Psora, Sykose, Syphilis, (Krebs)				
Antidote:	Camph.	Op.	Sol-n.		

Unverträglich:	Acon.	Ars.	Bell.	Chin.	Merc.
	Puls.				
Es antidotiert:	Squil.				
Sonstiges:	§§ Abort 2., 3. Monat.				

Selenium metallicum (sel.)   Selen

Folgen gut:	Alum.	Bov.	Bry.	Calc.	Ign.
	Merc.	Nux-v.	Puls.	Sep.	Sulph.
	Thuj.				
Ähnlich:	Nat-m.	Sulph.			
Miasma:	Psora, Sykose, Syphilis, Tuberkulose				
Antidote:	Camph.	Ign.	Mur-ac.	Puls.	
Unverträglich:	Chin.	Wein			
Es antidotiert:	Merc.	Sulph.			
Sonstiges:	Abort 3. Monat.				

Senega (seneg.)   Klapperschlangenwurzel

Folgen gut:	Arn.	Arum-t.	Bell.	Bry.	Calc.
	Lyc.	Phos.	Stann.	Sulph.	
Ähnlich:	Caust.	Hep.			
Miasma:	Psora, Sykose, Tuberkulose				
Antidote:	Acon.	Ant-t.	Arn.	Ars.	Bell.
	Bry.	Camph.	Caust.	Nit-s-d.	Weinessig
Es antidotiert:	Arn.	Bry.	Bufo		
Sonstiges:	Steht zwischen Bry. und Rhus-t.				

Senna (senn.)   Sonnenblätter

Antidote:	Cham.	
Es antidoiert:	Stram.	Stry.

Sepia officinalis (sep.) — Tintenfisch (Inhalt d.Tintenbeutels)

Komplementär:	Arg-n.	Bry.	Canth.	Carb-v.	Caust.
	Chinin-ar.	Cop.	Eup-per.	Gels.	Ign.
	Kali-bi.	Kali-c.	Led.	Lyc.	Merc.
	Nat-c.	Nat-hchls.	Nat-m.	Nit-ac.	Nux-v.
	Petr.	Phos.	Plat.	Psor.	Puls.
	Sabad.	Sars.	Sil.	Sulph.	Tub.
	Zinc.				
Folgen gut:	Acon.	Agar.	Agn.	Ant-c.	Ant-t.
	Apis	Ars.	Asaf.	Bar-c.	Bell.
	Bry.	Calc.	Carb-v.	Caust.	Chin.
	Clem.	Con.	Cupr.	–Dros.	Dulc.
	Euph.	Fl-ac.	Gels.	Graph.	Guaj.
	Hep.	Kali-n.	Kalm.	Kreos.	Lyc.
	Mag-m.	Meny.	Merc.	Nat-c.	Nit-ac.
	Nux-v.	Petr.	Phos.	Puls.	Rat.
	Rhod.	Rhus-t.	Sars.	Selen.	Sil.
	Sul-ac.	Sulph.	Tarent.	Verat.	
Ähnlich:	Caust.	Gels.	Lil-t.	Nat-m.	Petr.
	Puls.				

Akut:	**Sepia**	**Ign.***	**Nux-v.***
Chronisch:	Alum. Nat-m.		Sep.*

Zyklus:	Sulph. – Sars. – Sep.
	Apis – Nat-m. – Sep.
	Sars. – Sep.
	Puls. – Sil. – Sulph.
	Ign. – Nat-m. – Sep.
	Sep. – Sil. – Sulph.

Miasma:	Psora, Sykose, Syphilis, Tuberkulose, (Krebs)

Antidote:	Acet-ac.	Acon.	Ant-c.	Ant-t.	Essig
	Merc.	Merc-c.	Merc-sul.	Nit-s-d.	Milch
	Rhus-t.	Sulph.	alle Fruchtsäuren		

Unverträglich:	Bry. (Zwischenmittel Alum.)		Cop.	Lach.
	Nat-c.	Puls.		

Es antidotiert:	Acet-ac.	Ant-t.	Arg-n.	Calc.	Chin.
	Cic.	Cist.	Citr.	Cop.	Daph.
	Kali-bi.	Kali-br.	Lach.	Merc.	Merc-c.
	Mur-ac.	Nat-m.	Nat-p.	Nit-ac.	Nit-s-d.
	Phos.	Rhus-t.	Sars.	Sil.	Sulph.
	Tab.				

Sonstiges:
- Psyche = die unabhängige Frau. Gleichgültigkeit. Empfindsamkeit, die man nicht erwartet.
- Graph. unterstützt danach.

- Guaj. hat Sepia-Symptome, aber starkes Verlangen nach Äpfeln.
- Tarantula hat Abneigung gegen Schwarz und Verlangen zu tanzen.
- Sep. wirkt besonders nach Nit-ac., Sil. und Sulph.
- §§ Abort 3., 5., 6., 7. Monat.
- Schlechte Nachrichten von anderen bzw. über andere: Ign., Nat-m., Sep.

Serpentaria aristolochia (serp.)   Virgin. Schlangenwurzel

| **Es antidotiert:** | Dig. | Rhus-t. |

Silicea terra (sil.)   Kieselsäure (aus reinem Bergkristall)

Komplementär:	Anthraci.	Asar.	Bar-c.	Bufo	Calc.
	Cham.	Cina	Con.	Equis.	Fl-ac.
	Hep.	Iod.	Lyc.	Merc.	Phos.
	Phyt.	Puls.	Ruta	Sanic.	Sep.
	Sulph.	Sumb.	Teucr.	Thuj.	
Folgen gut:	Agar.	Ant-t.	Aran.	Ars.	Asaf.
	Aster.	Bell.	Bor.	Calc.	Calc-f.
	Calc-p.	Calc-s.	Caust.	Clem.	Cupr.
	Fl-ac.	Gels.	Graph.	Hep.	Iod.
	Kali-c.	Lach.	Lyc.	Merc.	Mez.
	Nat-c.	Nux-v.	Petr.	Phos.	Puls.
	Rhus-t.	Sep.	Spig.	Staph.	Sulph.
	Thuj.	Tub.			
Ähnlich:	Calc.	Hep.	Kali-p.		
Akut:	**Hep.**	**Puls.**	**(Bamba-a.)**		
Chronisch:	**Sil.**				
Zyklus:	Puls. – Sil. – Fl-ac.			Merc. – Hep. – Sil.	
	Kali-s. – Puls. – Sil.			Puls. – Sil. – Fl-ac.	
	Puls. – Phos. – Sil.			Sep. – Sil. – Sulph.	
	Caps. – Sil.				
Miasma:	Psora, Sykose, Syphilis, Tuberkulose, (Krebs)				
Antidote:	Anthraci.	Ars.	Calc.	Calc-s.	Camph.
	Carb-v.	Daph.	Fl-ac.	Hep.	Lyc.
	Merc-c.	(Plat.)	Sep.	Sulph.	
Unverträglich:	Merc.	Nux-m.			

Es antidotiert:	Anthraci.	Arg-n.	Daph.	Fl-ac.	Hep.
	Merc.	Merc-c.	Mez.	Nit-ac.	Osm.
	Sabal	Sulph.	Thuj.	Tub.	Vacc.

Sonstiges:
- Sehr tief wirkende Mittel.
- Psyche = zart und entschlossen.
- Statt Sil. auch an Sanic. denken.
- Bei Polypen All-c. vor Sil.
- Wenn Bar-c., Calc., Sil. nichts brachten: Ambr.

Sinapis nigra (sin-n.) — Schwarzer Senf

Antidote:	Nux-v.	Rhus-t.	
Es antidotiert:	Aloe	Ars-h.	Phys.

Skookum chuck aqua (skook.) — Salz v. Wasser d. Medical Lake

Miasma:	Psora
Antidote:	Tab.

Slag (slag) — Aluminiumsilikosulfokalzit

Antidote:	Carb-v.	Phos.	Ph-ac.

Sol (sol) — Sonnenlicht

Antidote:	Acon.	Bell.	Gels.	Glon.

Solanum nigrum (sol-n.) — Schwarzer Nachtschatten

Es antidotiert:	Aur.	Sec.

Spigelia anthelmia (spig.) — Wurmkraut

Komplementär:	Arn.	Calc.	Colch.	Kalm.	Spong.
Folgen gut:	Acon.	Arg-m.	Arg-n.	Arn.	Ars.
	Aur.	Bell.	Bism.	Calc.	Cimic.
	Cocc.	Dig.	Euphr.	Gels.	Iris.
	Kali-c.	Kali-m.	Kalm.	Laur.	Merc.
	Nat-c.	Nat-m.	Nux-v.	Puls.	Rhus-t.
	Sep.	Sulph.	Verat.	Zinc.	

Ähnlich:	Cact.				
Akut:	**Arn.**				
Chronisch:	**Spig.**				
Miasma:	Psora, Sykose, Tuberkulose				
Antidote:	Aur. Puls.	Camph.	Cocc.	Merc.	Merc-sul.
Es antidotiert:	Aur.	Colch.	Kalm.	Merc.	Tab.

Spongia tosta (spong.)   Gerösteter Meerschwamm

Komplementär:	Acon.	Hep.	Spig.		
Folgen gut:	Arg-n. Dros. Kali-br. Puls.	Brom. Fl-ac. Lact.	Bry. Hep. Nux-v.	Carb-v. Iod. Phos.	Con. Kali-bi. Phyt.
Ähnlich:	Iod.	Led.			
Zyklus:	Acon. – Spong. – Hep.				
Miasma:	Psora, Syphilis, Tuberkulose				
Antidote:	Acon.	Camph.			
Unverträglich:	(Hep.)				
Es antidotiert:	Iod.	Osm.			
Sonstiges:	§§ Abort 6., 8. Woche.				

Squilla maritima (squil.)   Meerzwiebel

Komplementär:	Ant-c.				
Folgen gut:	Ars. Sil.	Bar-c.	Ign.	Nux-v.	Rhus-t.
Ähnlich:	Ars.				
Miasma:	Psora, (Krebs)				
Antidote:	Camph.	Sec.			
Unverträglich:	All-c.	All-s.	Aloe	Nux-m.	
Es antidotiert:	Cupr.				

Stannum metallicum (stann.) — Metallisches Zinn

Komplementär:	Caust.	Puls.			
Folgen gut:	Bac.	Calc.	Kali-c.	Lyss.	Nux-v.
	Phos.	Puls.	Rhus-t.	Sel.	Sil.
	Sulph.	Tub.			
Ähnlich:	Lach.	Nat-m.			
Miasma:	Psora, Sykose, Syphilis, Tuberkulose				
Antidote:	Coff.	Hep.	Puls.		
Es antidotiert:	Puls.				

Staphysagria (staph.) — Stephanskörner, Rittersporn

Komplementär:	Aur.	Caust.	Coloc.	Ph-ac.	Thuj.
Folgen gut:	Calc.	Caust.	Coloc.	Fl-ac.	Ign.
	Kali-c.	Lyc.	Med.	Nux-v.	Puls.
	Rhus-t.	Sel.	Sulph.		
Ähnlich:	Cham.	Merc.			
Akut:	Staph.				
Chronisch:	Coloc.				
Zyklus:	Caust. – Coloc. – Staph.			Coloc. – Caust. – Staph.	
Miasma:	Psora, Sykose, Syphilis, Tuberkulose				
Antidote:	Ambr.	Camph.			
Unverträglich:	Ran-b.				
Es antidotiert:	Ambr.	Cocc.	Coloc.	Merc.	Ph-ac.
	Tax.	Thuj.	Ter.	Tromb.	Tub.
	Verat.				
Sonstiges:	Psyche = unterdrückter Ärger, aufgestauter Zorn.				

Stellaria media (stel.) — Vogelmiere

Antidot:	Bry.	Nux-v.
Sonstiges:	Wenn Bry. nicht wirkt.	

Sticta pulmonaria (stict.) — Lungenmoos

Ähnlich:	Elaps.	Guaj.	Sang.	Thuj.
Miasma:	Psora, Sykose, Syphilis, Tuberkulose			
Antidote:	Ip.			

Stillingia silvatica (still.) — Stillingie (Talgbaum)

Miasma:	Sykose, Syphilis
Antidote:	Ip.
Es antidotiert:	Merc.

Stramonium (stram.) — Gemeiner Stechapfel

Komplementär:	Cupr-act.	Nat-m.	Staph.	Sulph.	
Folgen gut:	Acon.	Apis	Bell.	Bry.	Caust.
	Cham.	Cic.	Cupr.	Gels.	Hell.
	Hyos.	Ign.	Nux-v.	Op.	Plb.
	Puls.	Verat.			
Ähnlich:	Bell.	Hyos.	Op.		
Miasma:	Psora, Sykose, Tuberkulose				
Antidote:	Acet-ac.	Bell.	Camph.	Coff.	Essig
	Hyos.	Nux-v.	Op.	Puls.	
	Pflanzensäuren		Senn.	Sul-ac.	Tab.
	Tabak	Weinessig	Zitronensäure		
Unverträglich:	Coff.				
Es antidotiert:	Bell.	Cupr.	Dor.	Hyos.	Lyss.
	Merc.	Nux-v.	Op.	Plb.	

Sonstiges:
- Psyche = Gewalttätig oder Angst vor Gewalt. Licht und Dunkelheit.
- Hyos. verstärkt die Wirkung von Stram.

Strontium bromatum (stront-br.) — Strontiumbromid

Antidote:	Ferr-p.

Strontium carbonicum (stront-c.) — Strontiumcarbonat

Folgen gut:	Bell.	Caust.	Kali-c.	Phos.	Plat.
	Puls.	Rhus-t.	Sep.	Sulph.	
Ähnlich:	Calc.	Rhus-t.			
Miasma:	Psora, Sykose				
Antidote:	Camph.				

Strophantus hispidus (stroph-h.) — Strophantus gratus (Liane)

Unverträglich: Dig.

Strychninum purum (stry.) — Alkaloid von Nux-v.

Komplementär:	Nux-v.				
Antidote:	Acon.	Aml-n.	Ars.	Camph.	Chlf.
	Coff.	Cur.	Eucal.	Hyos.	Nux-v.
	Op.	(Pass.)	Sulph.	Tabak	Verat-v.
Es antidotiert:	Aml-n.	Benz-n.	Cann-s.	Gels.	

Sulphur lotum (sulph.) — Schwefelblüte

Komplementär:	Acon.	Aesc.	All-c.	Aloe	Ant-c.
	Ant-t	Apis	Arn.	Ars.	Aur.
	Bad.	Bell.	Berb.	Bry.	Cact.
	Calc.	Calc-p.	Cann-i.	Caps.	Caust.
	Chel.	Cic.	Cina	Cor-r.	Croc.
	Crot-t.	Dulc.	Euphr.	Glon.	Graph.
	Ip.	Kreos.	Led.	Lyc.	Merc.
	Nat-s.	Nux-v.	Op.	Ph-ac.	Phos.
	Podo.	Psor.	Puls.	Pyrar.	Pyrog.
	Rheum	Rhus-t.	Sep.	Sil.	Stram.
	Sul-i.	Thuj.	Tub.	Zinc.	
Folgen gut:	Acon.	Aesc.	Agn.	Aloe	Alum.
	Ambr.	Ant-c.	Apis	Ars.	Ars-i.
	Aster.	Bar-c.	Bell.	Berb.	Bor.
	Bry.	Calc.	Carb-v.	Caust.	Cham.
	Chel.	Chin.	Coff.	Con.	Cor-r.
	Dros.	Dulc.	Euph.	Ferr.	Graph.
	Guaj.	Hep.	Iod.	Kali-c.	Kreos.
	Lyc.	Merc.	Nat-s.	Nit-ac.	Nux-v.
	Petr.	Phos.	Podo.	Psor.	Puls.

	Ran-b.	Rat.	Rhus-t.	Samb.	Sars.
	Sel.	Sep.	Sil.	Stann.	Staph.
	Stront-c.	Ther.	Thuj.	Valer.	

Ähnlich: Psor. Sel. Syph.

Akut: **Acon.** **Aesc.** **Ars.** **Bry.** **Nit-ac.**
Nux-v. **Puls.**
Chronisch: Sulph.

Zyklus:
Sulph. – Sars. – Sep.   Sulph. – Calc. – Lyc.
All-c. – Phos. – Sulph.   Puls. – Lyc. – Kali-c.
Sulph. – Ars. – Sulph.   Acon. – Sulph. – Psor.
Sulph. – Calc. – Lyc. – Led. – Ther.   Sep. – Sil. – Sulph.

Miasma: Psora, Sykose, Syphilis, Tuberkulose, (Krebs)

Antidote:
Acon.   Aloe   Ars.   Camph.   Calc.
Caust.   Cham.   Chin.   Coff.   Con.
Crot-t. Ferr.   Guaj.   Hyper.   Merc.
Nux-v.   Puls.   Phyt.   Rhus-t. Sep.
Sel.   Sil.   Thuj.

Unverträglich: Aur-m. Kali-c. Nit-ac. Nux-m. Nat-c.
Lyc. (außer im Zyklus Sulph. – Calc – Lyc. – Sulph.)
Ran-b.
Sulph. sollte nicht nach Calc. gegeben werden.

Es antidotiert:
Acon.   Alumn.   Aloe   Arg-n.   Ars.
Calc.   Caps.   Chin.   Chinin-s. Cinnb.
Coff.   Colch.   Con.   Cop.   Cupr.
Ferr.   Guac.   Guaj.   Hydr.   Hyper.
Jod   Kali-i. Kali-p. Lin-c.   Merc.
Nit-ac. Nux-v.   Olnd.   Op.   Paris.
Phyt.   Plb.   Podo.   (Puls.) Rhus-t.
Sep.   Stry.   Thuj.   Vacc.

Sonstiges:
■ Psyche = 1. Der zerlumpte Philosoph/Erfindergenie.
2. Der praktische Idealist.
■ Nach Antibiotika !
■ Hervorheben von wichtigen Symptomen.
■ Sulph. ist sehr wirksam nach Ars. und Merc.
■ Sulph. dient häufig als Reaktionsmittel, wenn sorgfältig gewählte Mittel nicht wirken, besonders in Akutfällen.

Sulphuricum acidum (sul-ac.)   Schwefelsäure

Komplementär: Arn. Calen. Puls.

Folgen gut: Arn. Ars. Calc. Caust. Chin.
Con. Dig. Ferr. Fl-ac. Ip.

	Lach.	Lyc.	Merc-c.	Plat.	Plb.
	Puls.	Sep.	Sulph.		
Ähnlich:	Ars.	Lach.	Sep.		
Miasma:	Psora, Syphilis, Tuberkulose, (Krebs)				
Antidote:	Camph.	Hydr.	Ip.	Nux-v.	Puls.
	Tab.				
Es antidotiert:	Caps.	Cic.	Ip.	Puls.	Stram.

Sonstiges:
- Eile, Hast.
- Als 1. Mittel bei (umweltbelasteten) Stadtmenschen – öffnet für Folgemittel.
- Überschrittener Nux-v. Zustand = Sul-ac.

Sulphurosum acidum (sulo-ac.) — Schwefelige Säure

Antidote:	Hydr.

Sulphur hydrogenisatum (sul-h.) — Schwefelwasserstoff

Antidote:	Chlor.	
Es antidotiert:	(Chlor.)	Osm.

Sulphur iodatum (sul-i.) — Schwefeljodid

Komplementär:	Aeth.	Calc.	Calc-p.	Cina	Kali-m.
	Sulph.				
Miasma:	Sykose, Syphilis				

Sumbulus moschatus (sumb.) — Sumbulwurzel

Komplementär:	Chin.	Lact.	Puls.	Sil.
Ähnlich:	Mosch.			

Symphytum officinale (symph.) — Beinwurz

Miasma:	(Krebs)
Es antidotiert:	Canth.

Syphilinum (syph.) — Nosode des Syphiliserregers

Komplementär:	Aur. Nit-ac.	Calc-f.	Fl-ac.	Med.	Merc.
Ähnlich:	Merc.				
Akut:	Merc.	Nit-ac.			
Chronisch:	Syph.				
Miasma:	Psora, Sykose, Syphilis, Tuberkulose, (Krebs)				
Antidote:	Nux-v.				
Sonstiges:	■ Psyche = krankhafter Trübsinn. Zerfressenwerden. ■ Grausamkeit bei Kindern = Phytolac.				

Tabacum (tab.) — Tabak

Komplementär:	Gels.	Graph.	Op.		
Folgen gut:	Acon. Clem. Ign. Lyss. Sec.	Agar. Cocc. Ip. Nux-v. Sep.	Ant-t. Con. Jab. Phos. Verat.	Ars. Gels. Lob. Plan.	Carb-v. Hydr-ac. Lyc. Puls.
Ähnlich:	Ars.	Gels.	Verat.		
Miasma:	Psora, Sykose				
Antidote:	Acet-ac. Camp Gels. Lyc. Puls Verat.	Äpfel(saure) Clem. Essig Nux-v. Sep. Wein	Arg-n. Cocc. Ign. Op. Spig.	Ars. Coff. Ip. Phos. Staph.	Calad. Conv. Kalm. Plant. Tab.
Unverträglich:	Ign.	Nux-v.			
Es antidotiert:	Acet-ac. Colch. Naja Zinc.	Aran. Coff. Skook.	Ars. Cur. Stram.	Cic. Eug. Stry.	Cocc. Ip. Sul-ac.

Taraxacum officinalis (tarax.) — Löwenzahn, Pusteblume

Komplementär:	Ars.				
Folgen gut:	Ars. Kali-c. Sulph.	Asaf. Lyc. Valer.	Bell. Puls.	Chin. Rhus-t.	Con. Staph.

Ähnlich:	Nux-v.
Miasma:	Psora, (Krebs)
Antidote:	Camph.

Tarentula hispanica (tarent.) — Span. Tarantel

Komplementär:	Ars.			
Ähnlich:	Agar. Mygal.	Antho. Sil.	Ars.	Carb-v.	Lach.
Zyklus:	Ars. – Thuj. – Tarent.			
Miasma:	Psora, Sykose, Tuberkulose			
Antidote:	Bov. Lach.	Carb-v. Mag-c.	Chel. Mosch.	Cupr. Puls.	Gels.
Es antidotiert:	Lach.			
Sonstiges:	■ Heilt oft, nachdem Ars. versagte. ■ Psyche = Arbeitswut. Eile und Ungeduld. Wildes Tanzen.			

Taxus baccata (tax.) — Eibe

Miasma:	(Krebs)
Antidote:	Staph.

Tellurium metallicum (tell.) — Tellur

Folgen gut:	All-c.	Sel.
Ähnlich:	All-c.	Sel.
Miasma:	Psora, Sykose, Syphilis	
Antidote:	Nux-v.	
Es antidotiert:	Rad-br.	

Terebinthiniae oleum (ter.) — Terpentinöl

Komplementär:	Bapt.	Canth.	Cupr.
Folgen gut:	Ant-t.	Merc.	Merc-c.

Ähnlich:	Canth.	Erig.	Phos.		
Miasma:	Psora, Sykose, Syphilis, Tuberkulose, (Krebs)				
Antidote:	Bell.	Canth.	Merc.	Merc-c.	Merc-sul.
	Nux-m.	Phos.	Staph.		
Es antidotiert:	Merc.	Phos.			

Teucrium marum verum (teucr.)   Katzenkraut

Komplementär:	Calc.	Chin.	Nat-p.	Puls.	Sil.
Folgen gut:	Chin.	Coff.	Ign.	Puls.	Sil.
Ähnlich:	Cina	Sulph.			
Miasma:	Psora				
Antidote:	Camph.	Ign.			

Thallium metallicum (thal.)   Thallium

Komplementär:	Plb.
Miasma:	Syphilis

Thea chinensis (thea)   Chin. Teestrauch

Antidote:	Bier	China	Ferr.	Kali-hp.	Kali-i.
	Tab.	Thuj.			
Unverträglich:	Dios.	Ferr.			
Es antidotiert:	Bell.	Chin.	Ferr.		

Theridion curassavicum (ther.)   Feuerspinnchen

Komplementär:	All-c.	Led.			
Folgen gut:	Acon.	Calc.	Graph.	Mosch.	Sulph.
Ähnlich:	Asar.	Sil.			
Miasma:	Psora, Tuberkulose				
Antidote:	Acon.	Camph.	Ferr.	Graph.	Kali-hp.
	Mosch.	Thuj.			

Thuja occidentalis (thuj.) — Lebensbaum, Sumpfzeder

Komplementär:	All-c. Croc. Nat-m. Sabal. Sulph.	Ars. Lach. Nat-s. Sabin. Lyc.	(Asaf.) Med. Nit-ac. Sec.	Cann-i. Merc. Puls. Sil.	Cinnb. Merc-sul. Sabad. Staph.
Folgen gut:	Anac. Bar-c. Carb-v. Graph. Lach. Nit-ac. Plb. Sil. Vac.	Ant-c. Bell. Chin. Hep. Lyc. Petr. Puls. Spig.	Apis Calc. Cocc. Ign. Merc. Ph-ac. Rhus-t. Staph.	Ars. Cham. Euphr. Iod. Mez. Phos. Sabin. Sulph.	Asaf. Carb-an. Ferr. Kali-c. Nat-s. Plat. Seneg. Tub.
Ähnlich:	Ars. (bei Asthma)		Merc.	Nit-ac.	Sabin.
Akut: **Chronisch:**	**Ars.** **Thuj.**	**Merc.**			
Zyklus:	Ars. – Thuj. – Tarent.				
Miasma:	Psora, Sykose, Syphilis, Tuberkulose, (Krebs)				
Antidote:	Camph. Iod. Sabin. Tee	Cham. Knoblauch Puls. Zwiebel	Cocc. Merc. Sil.	Coff. Merc-sul. Staph.	Colch. Nux-v. Sulph.
Es antidotiert:	All-c. Nux-v. Vario.	Cast-eq. Sulph.	Colch. Thea	Iod. Ther.	Merc. Vacc.
Sonstiges:	■ Psyche = sexuelle Schuldgefühle. Unehrlichkeit. ■ Tub. folgt gut und wirkt besser nach Thuj. ■ §§ Abort 2., 3. Monat.				

Thyreoidinum (thyr.) — Getr. Schilddrüsen v. Schafen/Kälbern

Folgen gut:	Kali-m.	Kalm.
Ähnlich:	Calc.	Lil-t.
Miasma:	Psora, Sykose, Syphilis	
Antidote:	Ars.	

Tongo diptrix odorata (tong.)   Tongobohne

Antidote:	Essig	Pflanzensäuren

Trillium pendulum (tril-p.)   Amerik. Waldlilie

Komplementär:	Calc-p.
Sonstiges:	§§ Abort 2., 3. Monat.

Trombidium muscae domesticae (tromb.)   Acarus (Milbe)

Antidote:	Merc-c.	Staph.

Tuberculinum (tub.)   Nosode a. tub. Abszessen v. Rindern

Komplementär:	Ars. Calc-p. Iod. Med. Rhus-t.	Bell. Chin. Kali-s. Nat-m. Sep.	Brom. Gels. Kreos. Phos. Sulph.	Bry. Graph. Led. Psor.	Calc. Hydr. Mag-p. Puls.
Folgen gut:	Bar-c. Phos. Thuj.	Calc. Puls.	Calc-i. Sep.	Calc-p. Sil.	Kali-s. (Syph.)
Ähnlich:	Agar.	Lyc.			
Zyklus:	Bell. – Calc. – Tub.			Rhus-t. – Calc. – Tub.	
Miasma:	Psora, Sykose, Syphilis, Tuberkulose				
Antidote:	Calc. Upa.	Calc-p. Sulph.	Phos.	Puls.	Sep.
Sonstiges:	■ Psyche = Rastlosigkeit. Sehnsucht nach Veränderung. ■ Mit Tub. geheilte Patienten läßt Hydr. wieder Gewicht zunehmen. ■ Nachdem Tub. nichts oder wenig brachte: Carc. ■ Tub. wirkt oft besser nach Thuj. ■ Wenn Tub. nur kurz bessert: Psor. ■ Wenn Tub. verschlimmert oder nur kurz wirkt: Syph. ■ Calc., Tub. und Sil. gehören zusammen. ■ Lungensymptome bei TB, aber Tub. verschlimmert: Agar. ■ Kali-s. ist oft nach Tub. angezeigt.				

Urtica urens (urt-u.) — Kleine Brennessel

Ähnlich:	Oci.	Nat-m.

Vaccininum (vac.) — Kuhpocken-Nosode

Miasma:	Syphilis				
Antidote:	Ant-t. Thuj.	Apis	Maland.	Sil.	Sulph.
Es antidotiert:	Vario.				

Valeriana officinalis (valer.) — Gemeiner Baldrian

Folgen gut:	Acon. Coff. Phos.	Asar. Hyos. Puls.	Bell. Ign. Stann.	Cham. Merc. Sulph.	Chin. Nux-v.
Ähnlich:	Asaf.	Ign.	Puls.		
Antidote:	Bell. Kaffee	Camph. Merc.	Cham. (Merc-sul.)	Cina Puls.	Coff.
Unverträglich:	Camph.	Coff.			
Es antidotiert:	Asaf.	Cham.	Merc.	Nux-m.	
Sonstiges:	Valer. ist das pflanzliche Analogon zu Plat.				

Vanadium metallicum (vanad.) — Vanadium

Komplementär:	Bell-p.
Miasma:	Psora, Tuberkulose

Variolinum (vario.) — Pocken-Nosode

Komplementär:	Bell.	Rhus-t.			
Folgen gut:	Ant-t.				
Miasma:	Psora				
Antidote:	Ant-t. Sarr.	Apis Thuj.	Maland. Vacc.	Med.	Sarcol-ac.

Veratrum album (verat.) — Weiße Nieswurz

Komplementär:	Arn.	Ars.	Carb-v.	Chin.	Cupr.
	Dros.	Ip.	Ph-ac.		
Folgen gut:	Acon.	Alum.	Am-c.	Arg-n.	Arn.
	Ars.	Bell.	Bov.	Bry.	Calc.
	Carb-v.	Cham.	Chin.	Cic.	Cina
	Coff.	Cupr.	Dros.	Dulc.	Ferr.
	Hyos.	Ip.	Merc.	Meny.	Ph-ac.
	Phos.	Podo.	Puls.	Rhus-t.	Samb.
	Sec.	Sep.	Sil.	Spig.	Staph.
	Stram.	Sulph.	Tab.	Verat.	
Ähnlich:	Ars.	Camph.	Cupr.	Hydr-ac.	Tab.
Miasma:	Psora, Sykose				
Antidote:	Acon.	All-c.	Ars.	Camph.	China
	Chinin	Coff.	Kaffee	Ip.	Merc.
	Merc-sul.	Puls.	Rhus-t.	Staph.	
Es antidotiert:	Acon.	Alkohol	All-c.	Ars.	Cain.
	Chin.	China	Chinin-s.	Cina	Cupr.
	Dios.	Ferr.	Ferr-p.	Hedeo.	Hydr-ac.
	Ip.	Kaffee	Lach.	Op.	Opium
	Tab.	Tabak	Vib.		
Sonstiges:	Psyche = Dogmatismus. Hochmut. Selbstgerechtigkeit.				

Veratrum viride (verat-v.) — Grüne Nieswurz

Ähnlich:	Acon.	Bell.	Gels.
Antidote:	Kaffee	Op.	
Es antidotiert:	Hydr-ac.	Stry.	

Verbascum thapsiforme (verb.) — Königskerze, Wollblume

Folgen gut:	Ang.	Bell.	Chin.	Lyc.	Mez.
	Phos.	Puls.	Ran-b.	Rhus-t.	Sep.
	Stram.	Sulph.			
Ähnlich:	Acon.	Plat.	Sep.		
Antidote:	Camph.				

Vespa crabro (vesp.) Hornisse

Folgen gut: Apis

Antidote: Acet-ac. Apis Camph. Essig Led.
Salzwasser Semp. Wein

Unverträglich: Arg-n.

Viburnum opulus (vib.) Gemeiner Schneeball

Ähnlich: Caul. Puls. Sep.

Miasma: Sykose

Antidote: Acon. Verat.

Es antidotiert: Rhus-t.

Sonstiges: §§ Abort 1., 2., 3. Monat.

Viburnum prunifolium (vib-p.) Pflaumenblättriger Schneeball

Es antidotiert: Goss.

Sonstiges: §§ Abort zu jeder Zeit der Schwangerschaft.

Vinca minor (vinc.) Immergrün

Es antidotiert: Op.

Viola odorata (viol-o.) Veilchen

Folgen gut: Bell. Cina Cor-r. Nux-v. Phos.
Puls.

Ähnlich: Puls. Spig.

Miasma: (Krebs)

Antidote: Camph.

Viola tricolor (viol-t.) Stiefmütterchen

Folgen gut: Bar-c. Merc. Nit-ac. Puls. Rhus-t.
Sep. Staph.

Ähnlich: Rhus-t.

Miasma:	Syphilis			
Antidote:	Camph.	Merc.	Puls.	Rhus-t.

Vipera torva (vip-t.) — Kreuzotter

Antidote:	Bell.	Lach.

Viscum album (visc.) — Mistel

Komplementär:	Sulph.	
Miasma:	Psora, (Krebs)	
Antidote:	Camph.	Chin.

X-Ray (x-ray) — Röntgenstrahlen

Miasma:	Sykose, Syphilis, Tuberkulose, (Krebs)	
Antidote:	Nux-v.	Sulph.

Yucca filamentosa (yuc.) — Palmlilie

Antidote:	Cocc.

Zincum iodatum (Zinc-i.) — Zinkiodid

Komplementär:	Lach.

Zincum metallicum (zinc.) — Zink

Komplementär:	Bar-c. Puls.	Calc-p. Sep.	Cupr-act. Sulph.	Hell.	Ign.
Folgen gut:	Apis Euph. Merc. Stann.	Arg-n. Gels. Mosch. Sulph.	Arn. Hep. Ph-ac.	Bar-c. Ign. Puls.	Carb-v. Lach. Sep.
Ähnlich:	Ign.	Kali-p.	Lach.	Pic-ac.	
Miasma:	Psora, Tuberkulose, (Krebs)				
Antidote:	Hep. Wein	Camph.	Ign.	Lob.	Tab.

Unverträglich:	Cham.	Lyc.	Nux-v.	Wein	
Es antidotiert:	Aster. M-ambo.	Bar-c. M-arct.	Daph. M-aust.	Kali-br. Op.	Nux-m. Plb.

Sonstiges:
- Abends verabreichen.
- Oft quälendes Ameisenlaufen, Stechen, Prickeln, Krabbeln nach Mittelgabe.
- Mittelwirkung zeigt sich oft erst in reichlicher Schweißbildung und starkem Erbrechen.
- Psyche = Nervöse Ruhelosigkeit.
- Zuckungen

Zincum phosphoricum (Zinc-p.) — Zinkphosphid

Es antidotiert: Kali-br.

Zingiber officinale (zing.) — Ingwer

Miasma: Sykose

Antidote: Nux-v.

Es antidotiert: Calad.

Zizia aurea (ziz.) — Gelbe Pastinake

Antidote: Carb-an. Puls.

Schmerzverlauf

— ●   **Plötzliches Erscheinen**

Acon.	Alum.	Aml-n.	Apis	Ars.
Cimic.	Daph.	Ferr-p.	Gels.	Glon.
Hydr-ac.	Iris.	Lyc.	Mag-p.	Nat-s.
Nux-v.	Ox-ac.	Plan.	Podo.	Puls.
Stry.	Tab.	Tarent.	Valer.	Verb.

● / ●   **Schneller Symptomenwechsel**

Berb.	Croc.	Crot-h.	Ign.	Kali-bi.
Sanic.	Tub.			

— ● —   **Plötzliches Erscheinen und Verschwinden**

Aeth.	Alunn.	Bapt.	Bell.	Cact.
Carb-ac.	Crot-h.	Cupr.	Dios.	Eup-per.
Ign.	Kali-bi.	Kalm.	Mag-p.	Nit-ac.
Petr.	Phyt.	Rhus-v.	Sol-n.	Stram.
Stry.	Tell.	Thal.	Thuj.	Tub.

— ● ——   **Plötzliches Erscheinen und langsames Verschwinden**

Arg-n.	Ars-met.	Coloc.	Gels.	Hyper.
Ign.	Kalm.	Lach.	Med.	Phos.
Plat.	Puls.	Sabin.	Sang.	Stann.
Stront-c.	Syph.			

—— ● —   **Langsames Erscheinen und plötzliches Aufhören**

Ars-met.	Bell.	Ign.	Puls.	Sul-ac.

Langsames Erscheinen

Arg-m.	Bry.	Calc.	Chin.	Con.
Fl-ac.	Lyc.	Plb.	Rad.	Sil.
Squill.	Tell.	Thuj.		

Schnelles Verschwinden

Coff.

Von unten nach oben

Alum-sil.	Asaf.	Bell.	Benz.	Benz-ac.
Ferr-p.	Fl-ac.	Glon.	Hyper.	Ign.
Lach.	Led.	Phos.	Sang.	Sep.
Sil.	Sol-n.	Sulph.		

Rechts oben nach links unten oder rechts oben und links unten

Ambr.	Ant-c.	Asc-t.	Bor.	Bov.
Brom.	Calc.	Caust.	Coloc.	Ferr.
Merc-i-f.	Med.	Nat-c.	Phos.	Ph-ac.
Plb.	Sil.	Sol-n.	Sul-ac.	Tarent.

Ständiger Wechsel von einer Seite zur anderen

Lac-c.

Wechseln plötzlich den Ort

Abrot.	Ambr.	Ant-c.	Chel.	Colch.
Ign.	Kali-bi.	Nat-m.	Puls.	Puls-n.
Rhod.				

Wandern im Körper

Ars-met.	Caul.	Kali-bi.	Kali-m.	Kali-s.
Kalm.	Lac-c.	Mag-p.	Mang.	Nux-m.
Plan.	Plb.	Puls.	Rhus-v.	Sil.
Syph.	Valer.	Vib.		

Wandern von oben nach unten

Cact.	Caps.	Carb-v.	Ferr.	Kalm.
Lyc.	Puls.	Sanic.	Spong.	Verb.

Oben links nach unten rechts oder oben links und unten rechts

Agar.	All-c.	Alum.	Anac.	Ant-t.
Arn.	Asc-t.	Carb-an.	Fl-ac.	Led.
Puls.	Rhus-t.	Stram.	Squill.	Stann.
Tarax.	Thuj.	Verat.	Verb.	Viol-o.

Rechts nach links

Anac.	Apis	Arum-d.	Bell.	Carb-ac.
Caust.	Iris.	Jug-r.	Lycpr.	Lycps.
Lyc.	Phos.	Plat.	Sabad.	Sanic.
Spong.	Sulph.	Verat.		

Rechts nach links und oben nach unten

Apis

Links nach rechts

Allc-c.	Anac.	Benz-ac.	Cench.	Ip.
Lac-c.	Lach.	Naja	Plb.	Rhus-t.

Ständiger Wechsel zwischen linkem Arm und rechtem Bein oder rechtem Arm und linkem Bein

Agar.

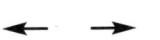

Innen nach außen

| Arg-m. | Asaf. | Chin. | Con. | Glon. |
| Kali-c. | Rhod. | Spong. | Sulph. | Valer. |

Außen nach innen

| Arn. | Calc. | Canth. | Ign. | Plb. |
| Sabin. | | | | |

Nach vorn

| Gels. | Lac-c. | Sabin. | Sang. | Spig. |

Nach hinten

| Glon. | Lil-t. | Sulph. |

Zuordnung der Arzneimittel zu den Miasmen

(Kleinbuchstaben zählen einwertig, Kursivbuchstaben zweiwertig, Großbuchstaben dreiwertig, Großbuchstaben unterstrichen vierwertig)

1. Arzneimittel der Psora

abrot.	acet-ac.	acon.	adlu.	aesc.	*Agar.*	alco.	
Aloe	aln.	alum.	alumn.	Am-br.	am-c.	am-caust.	
ammc.	am-m.	ambr.	amyg.	anac.	nag.	ang.	
anh.	*Ant-c.*	ant-t.	apis	aran.	arg-met.	arg-n.	
arn.	ars.	*Ars-i.*	ars-s-f.	asaf.	asar.	astra-e.	
aur.	aur-m.						

Bar-c.	bar-m.	bell.	benz-ac.	berb.	berb-a.	beryl.
bism.	bor-ac.	borx.	bov.	brom.	bry.	bufo
buni-o.	cadm-met.					

Calc.	calc-act.	calc-ar.	calc-f.	calc-i.	*Calc-p.*	calc-s.	
camph.	cann-s.	canth.	caps.	*Carb-an.*	*Carb-v.*	carc.	
caust.	cham.	chel.	chin.	cic.	cina	cinnb.	
cist.	clem.	coc-c.	coca	cocc.	coff.	colch.	
coloc.	con.	cortiso.	croc.	crot-h.	crot-t.	*Cupr.*	
cycl.	cyna.						

daph.	des-ac.	dig.	dros.	dulc.

euph.	euph-cy.	euph-l.	euphr.	equis.

ferr.	ferr-ar.	ferr-ma.	ferr-p.	fl-ac.	flav.

galph.	graph.	guaj.	guat.

halo.	ham.	harp.	hell.	helon.	*Hep.*	hip-ac.
hir.	hist.	hydr.	hydr-ac.	hyos.	hypoth.	

iber.	ign.	iod.	ip.

kali-ar.	kali-bi.	kali-br.	*Kali-c.*	kali-i.	kali-n.	kali-p.
kali-s.	kreos.	kres.				

lac-c.	lac-d.	lach.	laur.	led.	levo.	lil-t.
lob.	*Lyc.*					
m-arct.	m-aust.	*Mag-c.*	*Mag-m.*	mag-p.	mag-s.	mand.
mang.	med.	*Merc.*	merc-c.	merc-sul.	mez.	mill.
mim-p.	morph.	mosch.	mur-ac.	murx.		
Naja	nat-ar.	*Nat-c.*	*Nat-m.*	nat-s.	nicc.	*Nit-ac.*
nux-v.						
oci-sa.	okou.	*Ol-j.*	olnd.	onop.	op.	orig.
palo.	paraph.	ped.	perh.	pers.	*Petr.*	ph-ac.
phenob.	phos.	phyt.	plat.	plb.	plb-act.	pneu.
podo.	prot.	PSOR.	puls.	pyrog.		
rad-br.	ran-b.	rauw.	reser.	Rheum	rhod.	rhus-t.
rib-ac.	rumx.	ruta				
sabad.	sabin.	samb.	sang.	sanic.	saroth.	sarr.
sars.	sec.	sel.	seneg.	sep.	*Sil.*	skook.
spig.	spong.	squil.	stann.	staph.	stict.	stram.
stront-c.	sul-ac.	SULPH.	syph.			
tab.	tarax.	tarent.	tell.	ter.	teucr.	thala.
ther.	thiop.	thuj.	thyr.	trif-p.	trios.	tub.
tub-r.						
vanad.	vario.	ven-m.	verat.	visc.		
zinc.						

2. Arzneimittel der Sykose

adlu.	aesc.	*Agar.*	agn.	aloe	alum.	alumn.
am-c.	am-m.	anac.	*Anan.*	ang.	ant-c.	ant-t.
Anthraco	*Apis*	aran.	ARG-MET.		ARG-N.	
arn.	*Ars.*	ars-i.	asaf.	asar.	asim.	aspar.
astac.	*Aster.*	aur.	*Aur-m.*	aur-m-n.		
Bar-c.	bar-m.	*Benz-ac.*	berb.	berb-a.	borx.	bov.
bry.	bufo					

cact.	calad.	*Calc.*	calc-ar.	calc-i.	calc-p.	calc-s.	
cann-i.	cann-s.	canth.	caps.	carb-ac.	carb-an.	carb-v.	
carbn-s.	carc.	castm.	caul.	*Caust.*	cedr.	cham.	
chim.	chin.	cic.	cimic.	cinnb.	clem.	cob.	
cob-n.	coc-c.	coch.	colch.	coloc.	con.	cop.	
croc.	crot-h.	crot-t.	cub.	cupr-act.		cycl.	
cyna.							

dig.	dor.	*Dulc.*

epig.	erech.	erig.	ery-a.	eup-pur.	euph.	euph-pi.
euphr.						

fago.	*Ferr.*	*Fl-ac.*	flav.	gamb.	gels.	gnaph.
Graph.	guaj.	guat.				

helon.	hep.	hydr.

influ.	*Iod.*

kali-bi.	kali-c.	kali-i.	kali-m.	kali-n.	KALI-S.	kalm.
kreos.	kres.					

lac-c.	lac-d.	*Lach.*	led.	lil-t.	lith-c.	*Lyc.*

mag-c.	mag-m.	mag-p.	*Mang.*	MED.	merc.	*Merc-c.*
merc-d.	*Merc-sul.*	*Mez.*	mill.	mosch.	mur-ac.	murx.

naja	nat-ar.	nat-c.	*Nat-m.*	*Nat-p.*	NAT-S.	NIT-AC.
nux-v.						

ol-j.	op.	orig-v.

pall.	pareir.	penic.	petr.	petros.	ph-ac.	phos.
Phyt.	pic-ac.	pip-n.	plat.	plb.	pneu.	podo.
prun.	psor.	puls.	puls-n.	pyrog.		

rad-br.	ran-b.	rat.	rauw.	rhod.	rhus-t.	Ruta

sabad.	sabin.	sacch-l.	sang.	sanic.	sarr.	*Sars.*
Sec.	*Sel.*	senec.	seneg.	SEP.	*Sil.*	spig.
stann.	STAPH.	stict.	still.	stram.	stront-c.	sul-i.
Sulph.	syph.					

tab.   tarent.   tell.   ter.   THUJ.   thyr.   tub.
uran-n.

ven-m.   verat.   vib.

zing.

3. Arzneimittel der Syphilis

aethi-a.   agn.   ail.   allox.   aln.   am-c.   anag.
Anan.   *Ang.*   ant-c.   *Ant-t.*   *Apis*   arg-i.   arg-met.
arg-n.   arn.   *Ars.*   ARS-I.   ars-met.   *Ars-s-f* *Asaf.*
asar.   *Asc-t.*   astra-e.   AUR.   aur-ar.   aur-i.   AUR-M.
AUR-M-N.   aur-s.

bac.   bad.   bapt.   bar-c.   bell.   benz-ac.   berb.
berb-a.   buni-o.   cadm-met.

calc-ar.   *Calc-f.* *Calc-i.*   *Calc-s.* calo.   *Carb-an.* carb-v.
carc.   caul.   *Caust.*   *Cean.*   *Chim.*   cinin-ar. chr-o.
Cinnb.   clem.   cob.   cob-n.   *Colch.*   *Con.*   convo-s.
cop.   cor-r.   cory.   crot-h.   cund.   cupr.   cupr-s.

echi.   ery-a.   eryth.   eucal.   euph.

ferr.   ferr-i.   *Fl-ac.*   franc.

Graph.   gua.   guaj.

ham.   Hecla   *Hep.*   hip-ac.   *Hippoz.* hir.   hydr.
hydrc.   hypoth.

iber.   *Iod.*   *Iris*   jac-c.   *Jac-g.*   jatr-c.   jug-r.

Kali-ar. *Kali-bi.* kali-br.   kali-c.   *Kali-chl.* KALI-I.   *Kali-m.*
KALI-S.   *Kalm*   *Kreos.*

Lac-c.   lac-d.   *Lach.*   LAUR.   led.   lith-c.   *Lyc.*

maland.	mang.	med.	MERC.		merc-aur.		MERC-C.
merc-cy.	*Merc-d.*	MERC-I-F.			MERC-I-R.		merc-sul.
Mez.	mill.						
nat-s.	nep.	NIT-AC.	nux-v.				
ol-sant.	osm.						
penic.	perh.	petr.	petros.	*Ph-ac.*	*Phos.*	PHYT.	
pilo.	pitu.	plat.	plat-m.	psor.	pyrog.		
rad-br.	reser.	rhod.					
Sabad.	*Sang.*	*Sars.*	sec.	sel.	*Sep.*	SIL.	
spong.	stann.	*Staph.*	stict.	STILL.	strych-g.	sul-ac.	
Sul-i.	*Sulph.*	SYPH.					
tell.	ter.	thala.	thal-met.	thiop.	*Thuj.*	Thymol	
Thyr.	tub.						
uIm-c.							
vac.	*Viot-t.*						
xan.	x-ray						

4. Arzneimittel der Tuberkulose (Pseudo-Psora)

abrot.	acet-ac.	agar.	alum.	alum-sil.	alumn.	am-c.	
am-m.	anac.	ant-c.	apis	arg-n.	ARS.	*Ars-i.*	
ars-s-f.	arum-t.	aur.	*Aur-ar.*	aur-fu.	aur-i.	aur-m.	
bac.							
Bar-c.	bell.	benz-ac.	berb.	brom.	bry.	Bufo	
calc.	calc-ar.	calc-f.	calc-hp.	calc-i.	calc-p.	calc-s.	
calc-sil.	calo.	*Carb-ac.*	carb-an.	*Carb-v.*	*Carbn-s.*	carc.	
caust.	cham.	chr-o.	cic.	*Cist.*	Coca	cocc.	
con.	crot-h.	cund.					
dros.	dulc.						

154

equis.

ferr.	ferr-p.	ferr-pic.	fl-ac.	form.
graph.	guaj.	guar.	guare.	
hep.	hippoz.	*Hydr.*	*Hydrc.*	
iod.	ip.	irid-met.		
kali-ar.	*Kali-bi.*	kali-c.	*Kali-chl.*	*Kali-i.*	kali-m.	kali-p.
kali-s.	*Kreos.*					
lac-c.	lac-d.	lach.	led.	LYC.
mag-c.	mag-m.	mang.	m-arct.	mer-i-r.
naja	nat-ar.	nat-m.	nat-s.	*Nit-ac.*

ol-j.

ph-ac.	phos.	*Phyt.*	*Psor.*	puls-n.	pyrog.
rad-br.	ran-b.	rhod.	rhus-t.	rumx.	
sabad.	sabin.	sang.	sanic.	sars.	sel.	seneg.
sep.	*Sil.*	spig.	spong.	stann.	staph.	stict.
stram.	sul-ac.	sulph.	syph.			
tarent.	ter.	ther.	thiosin.	THUJ.	*Tub.*	tub-a.
tub-d.	*Tub-k.*	tub-m.	tub-r.	tub-sp.		

Urea

vanad.

x-ray

zinc.

5. Arzneimittel des Krebses

acet-ac.	alum.	alumn.	*Ambr.*	anan.	anil.	*Ant-m.*
Apis	apoc.	arg-met.	arg-n.	ARS.	ars-br.	*Ars-i.*
Aster.	*Aur.*	aur-ar.	aur-i.	*Aur-m.*	aur-m-n.	aur-s.
Bapt.	bar-c.	bar-i.	Bell.	bism.	BROM.	*Bry.*
Bufo	*Cadm-s.*	*Calc.*	*Calc-i.*	calc-ox.	*Calc-s.*	*Calen.*
calth.	*Carb-ac.*	CARB-AN.		*Carb-v.*	*Carbn-s.*	carc.
caust.	chel.	cholin.	*Cic.*	cinnm.	*Cist.*	*Cit-ac.*
cit-l.	clem.	CON.	cory.	croth-h.	*Cund.*	cupr.
cupr-act.	cur.	dulc.	elaps.	eos.	epiph.	esin.
eucal.	euph.	euph-he.	ferr-i.	ferr-p.	ferr-pic.	form.
form-ac.	fuli.	*Gali.*	gent-l.	*Graph.*	gua.	*Ham.*
hep.	*Hippoz.*	*Hydr.*	hydrin-m.	*Iod.*	*Kali-ar.*	*Kali-bi.*
kali-chl.	*Kali-cy.*	*Kali-i.*	*Kali-p.*	*Kali-s.*	*Kreos.*	kres.
Lach.	*Lap-a.*	lob.e	LYC.	maland.	matth.	med.
Merc.	merc-i-f.	methyl.	*Mill.*	*Morph.*	nat-m.	nectrin.
NIT-AC.	*Ol-an.*	*Op.*	orni.	oxyg.	ph-ac.	PHOS.
PHYT.	pic-ac.	psor.	rad-br.	ran-b.	rumx-act.	*Sang.*
sarcol-ac.	*Scir.*	sec.	sed-r.	*Semp.*	sep.	sieg.
SIL.	silphu.	squil.	*Strych-g.*	sul-ac.	*Sulph.*	symph.
syph.	tarax.	tax.	*Ter.*	*Thuj.*	trif-p.	viol-o.
visc.	*X-ray*	zinc.				

Literatur

Allen, H.C.: Keynotes and Characteristics with Comparisons, Philadelphia, 1936
Allen, H.C.: Nosoden, Barthel & Barthel, Schäftlarn, 1987
Allen, J.H.: Die chronischen Krankheiten – Die Miasmen 1 und 2, Reneé von Schlick, Aachen, 1993
Bailey, Philip M.: Psychologische Homöopathie, Delphi bei Droemer, München, 1998
Bönninghausen, Cl.: Die Körperseiten und Verwandschaften, Münster, 1853
Bönninghausen, Cl.: Übersicht der antipsorischen etc. Arzneien, Münster, 1833
Boericke, William: Handbuch der homöopathischen Materia medica, Haug Verlag, Heidelberg, 1992
Blasig, Jäger, Thomas: Arzneimittelbeziehungen, Hahnemann Institut, Greifenberg, 1996
Farrington, E.A.: Klinische homöopathische Arzneimittellehre, Burgdorf, Göttingen, 1998
Gibson Miller: Arzneibeziehungen, Haug Verlag, Heidelberg, 1959
Grawlik, Willibald: Der kurze Weg zum homöopathischen Arzneimittel, Sonntag, Stuttgart, 1999
Guernsey, H.N.: Keynotes to the Materia Medica, Philadelphia, 1887
Guernsey, H.N.: Homöopathie in Gynäkologie und Geburtshilfe, Similimum, Bielefeld, 1995
Hahnemann, Samuel: Organon der Heilkunst, O.-Verlag, Berg, 1985
Hahnemann, Samuel: Die chronischen Krankheiten 1–5, Haug Verlag, Heidelberg, 1835
Hahnemann, Samuel: Reine Arzneimittellehre (1825–1830), 1995, Heidelberg, Hüthig
Hering, C.: The Guiding Systoms of our Materia Medica, Philadelphia, 1879–1891
Hering, C.: Kurzgefasste Arzneimittellehre, Burgdorf, Berlin, 1889
Hering, C.: Condensed Materia Medica, Philadelphia, 1884
Kent, J.T.: Prinzipien der Homöopathie, Barthel & Barthel, Schäftlarn, 1996
Kent, J.T.: Arzneimittelbilder, Haug Verlag, Heidelberg, 1985
Kent, J.T.: Repertorium der homöopathischen Arzneimittellehre, Hippokrates, Stuttgart, 1986
Laborde, Yves: Repertorium miasmatischer Symptome, Müller & Steinicke, München, 1992
Lathoud, J.-A.: Matera Medica, Barthel & Barthel, München, 1985
Seider, Ilse: Das kleine Buch der Arzneimittel-Beziehungen, Barthel & Barthel, Schäftlarn, 1985
Seideneder, A.: Mitteldetails der homöopathischen Arzneimittel, Similimum, Ruppichteroth, 1997
Vint, Peter: Der Neue Clarke, Stefanivic, Bielefeld, 1990
Vithoulkas, Georgos: Seminare und Vorlesungen, Stefanovic, Bielefeld, 1990
Vithoulkas, Georgos: Homöopathisches Seminar, Bielefeld, 1993
Souter, Keith: Homöopathie für die Seele, Goldmann, 1995
Morrison, Roger: Handbuch der hom. Leitsymptome, Kai Kröger Verlag, 1997

Qualität im Zeichen des großen N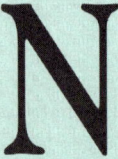

Online-Informationen der Zeitschrift Naturheilpraxis mit Inhaltsverzeichnis, ausgewählten Beiträgen und Zusammenfassungen.
http://www.Naturheilpraxis.de

Bernd Abel
Schmerztherapie – Neuraltherapie
Zeitgemäße Anwendung bewährter Therapieformen
150 S. mit 70 farbigen Abb., kartoniert,
ISBN 3-7905-0843-8

Friedemann Garvelmann
Pflanzenheilkunde in der Humoralpathologie
Ein tabellarisches Praxishandbuch der phytotherapeutischen Konstitutionsmittel
258 S., kartoniert,
ISBN 3-7905-0835-7

Manfred D. Kuno
Krebs in der Naturheilkunde
Eine Systematik der ganzheitlichen Krebstherapie
326 S. mit 53 Abb. und 25 Tabellen, kartoniert,
ISBN 3-7905-0751-2

Josef Karl
Neue Therapiekonzepte für die Praxis der Naturheilkunde
Ein Wegweiser durch Erkrankung und Heilung aus ganzheitlicher Sicht
432 S. mit 128 Abb., kartoniert,
ISBN 3-7905-0685-0

Karl F. Liebau
Handbuch für die Naturheilkunde
Einführung in naturheilkundliche Diagnose und Heilweise
2., aktualisierte Aufl., 177 S. mit 57 Abb., kartoniert,
ISBN 3-7905-0756-3

Karl F. Liebau
Berufskunde für Heilpraktiker
3., aktualisierte und erweiterte Aufl. mit dem neuem Infektionsschutzgesetz,
496 S., kartoniert,
ISBN 3-7905-0808-X

Günther Lindemann
Augendiagnostik Lehrbuch
Befunderhebung aus dem Auge
4., überarb. Aufl., 207 S. mit 176 Abb., 3 Tabellen und 30 farbigen Irisbildern, gebunden,
ISBN 3-7905-0744-X

Laurie S. Hartman
Lehrbuch der Osteopathie
in Zusammenarbeit mit dem Osteopathie Forum München übersetzt von Hartmut Fritzsche, 384 S. mit 467 Fotos, gebunden,
ISBN 3-7905-0753-9

Juan A. Lomba
Craniosacrale Osteopathie in der Kinder- und Erwachsenenpraxis
Eine neurophysiologische Technik
200 S., 120 Abb., kartoniert,
ISBN 3-7905-0825-X

Emanuel Sammut/ Patrick Searle-Barnes
Osteopathische Diagnose
352 S. mit 78 Abb., kartoniert,
ISBN 3-7905-0820-0

Die monatliche Fachzeitschrift
Naturheilpraxis mit Naturmedizin
Unabhängige, überverbandliche Fachzeitschrift für Naturheilkunde und biologische Heilverfahren. Praxisnah, umfassend, kritisch.

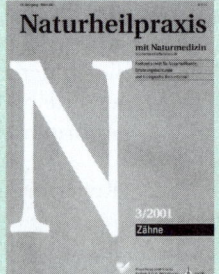

Bitte fordern Sie ein kostenloses Probeheft an!

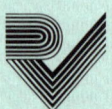

Richard Pflaum Verlag GmbH & Co. KG
Lazarettstr. 4, 80636 München
Tel. 089/12607-233, Fax 089/12607-200
http://www.pflaum.de/, email: buchverlag@pflaum.de

Sanft und mild heilen

Verordner, die diesen Leitsatz Hahnemanns (Begründer der Homoeopathie) beherzigen, benötigen entsprechende Medikamente. Diese liefert die Firma

ARCANA
**Arzneimittel-Herstellung
Dr. Sewerin GmbH & Co. KG**

in Form der sogenannten

LM-Potenzen
(auch Q-Potenzen genannt)

Über diese Hochpotenzen, die Hahnemann noch im hohen Alter entwickelte, schrieb er selbst, sie seien die **„kräftigsten und zugleich mildest wirkenden d. h. die vollkommensten"** Heilmittel. Die Herstellung dieser Mittel erfolgt nach den Vorschriften Hahnemanns **nur handgeschüttelt.** Über **1500 Einzelmittel** stehen ab 1. LM zur Verfügung, der Großteil bis zur 120. LM.

ARCANA
Arzneimittel Herstellung
Dr. Sewerin GmbH & Co. KG

Postfach 2842   Telefon 0 52 41 / 3 56 55
D-33258 Gütersloh   Telefax 0 52 41 / 3 86 03
Austernbrede 7   Internet www.arcana.de
D-33330 Gütersloh   e-mail info@arcana.de

Zwei Standardwerke im Bereich der Homöopathie

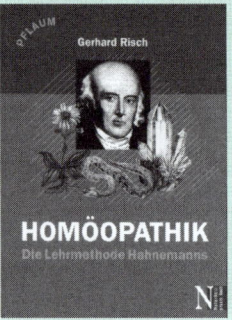

Gerhard Risch
Homöopathik
Die Heilmethode Hahnemanns
3. Aufl., 352 S., kart., ISBN 3-7905-0787-3

Gerhard Risch greift bewußt zurück auf den Begriff „Homöopathik", den Samuel Hahnemann für die von ihm entwickelte Heilmethode wählte. Denn die klassische Homöopathie Hahnemanns ist sein Anliegen. Mit der vorliegenden dritten Auflage findet auch der Anfänger einen leichten und anregenden Einstieg in diese Heilmethode und eine umfassende und konsequente Darstellung ihrer Gesetzmäßigkeiten. Dem praktizierenden Therapeuten bieten die zahlreichen Fallbeispiele wertvolle Informationen.

„In Gerhard Rischs Buch erkennt man das Aufgehen in der Heilkunst Hahnemanns. Da gibt es keine isolierten Teilaspekte, keine aneinandergeklebten Theorismen, keine engen Betrachtungen. In einem umfassenden, drängenden Schwung wird einsichtig und überzeugend dargestellt, was Hahnemann am Herzen lag. Mit seinem Buch hat G. Risch der klassischen Homöopathie einen großen Dienst erwiesen, wofür ihm besonderer Respekt gebührt."
(Otto Eichelberger)

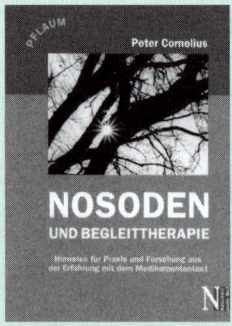

Peter Cornelius
Nosoden und Begleittherapie
Hinweise für Praxis und Forschung mit dem Medikamententest
3., aktualisierte Aufl., 277 S. mit Abb., kartoniert,
ISBN 3-7905-0789-X

Peter Cornelius hat mit diesem Buch eine Zusammenstellung der meisten zur Zeit verfügbaren Nosoden mit wissenschaftlicher Akribie erarbeitet. Nach einer kurzen Einleitung zum Prinzip des Medikamententests der Elektroakupunktur folgt eine Klarstellung der Nosodenanwendung, einmal nach dem isopathischen Prinzip, einmal nach der Homöopathie mit zahlreichen Fallbeispielen. Die 3. Auflage enthält umfangreiche neue Erkenntnisse zur homöopathischen Behandlung von Allergien und Schadstoffbelastungen und ist ein Schlüsselwerk für die Zukunft der Naturheilkunde und ein Arbeitsbuch für alle, die sich mit der EAV befassen wollen.

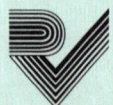

Richard Pflaum Verlag GmbH & Co. KG
Lazarettstr. 4, 80636 München
Tel. 089/12607-233, Fax 089/12607-200
http://www.pflaum.de/, email: buchverlag@pflaum.de